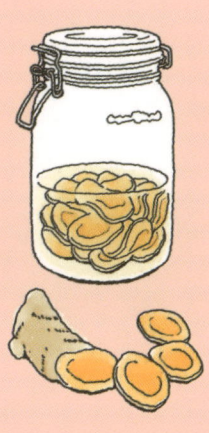

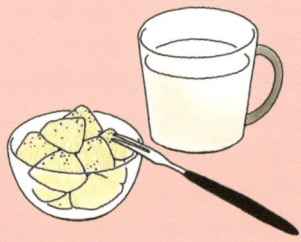

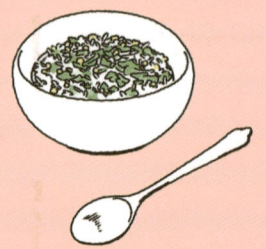

KITCHEN PHARMACY

廚房裡的
阿育吠陀療癒寶典

Brough彌生

前言

我開辦「Kitchen Pharmacy～健康從廚房出發～」的工作坊，至今已經13年了。在向學生教授各種阿育吠陀學問的講座中，這一系列的工作坊最受大家歡迎。

廚房是守護自我及家人健康的地方——裡面濃縮了阿育吠陀的學問精華，像是「自己的身體和心境都能靠自己修復」、「沒有不具療效的植物」等。

以我個人為例，35歲之前反覆經歷便祕與腹瀉，胃痛和頭痛更是家常便飯。甚至到了不帶藥出門就忐忑不安的程度。直到遇見阿育吠陀，習得能夠整頓身心平衡的理念之後，不知不覺間，我不再需要依賴藥物了。擺脫曾經習以為常的身體不適，現在我的身心狀況比20多歲時還要健康許多。

在生活中融入香料和香草植物之後，從阿育吠陀的角度仔細觀察身心變化，便能感受到植物的能量在體內流動，整個人活力充沛。同時會愈來愈清楚適合自己體質的東西，以及當下需要和不需要的東西，生活各個層面也自然而然變得有序。

想將這份愉悅分享給更多人知道——抱持這樣的心情，我開設了以廚房為藥局的主題工作坊。「總感覺身體狀況不佳，但又還不到去看病的程度」、「隨著年齡增長，想用天然的物品整頓身心」許多人因為萌生這樣的需求而前來參加。

工作坊進行的內容包括：接觸和嗅聞香料、香草植物，像在實驗室一樣進行

調配、磨碎,或是將藥草浸泡在油裡面,進行各種嘗試。

雖然講座的時間不長,但在過程中我還是觀察到,許多原本狀態不佳的參加者變得神清氣爽,或是擺脫了陰鬱的情緒等,立即在當下就恢復精神的模樣。

每當遇到這樣的情境,我都深刻體會到,留一段時間用五感去感受凝聚在幼小果實或葉片中的大自然力量,對於現代人的身心是何等重要。這時候,讓人能夠直接感受到的自然能量,彷彿能提供一種被擁抱著的安心感。

許多回饋也提到,「原以為阿育吠陀是一門困難的學問,沒想到自己在家就能夠輕鬆實踐。」這也是廚房藥局的魅力之一。

利用香料和香草植物整頓自身,人際關係和工作等各方面都會開始形成良性的循環。即使是改善輕微不適或進行日常保養,也請帶著愉快的心情,嘗試將這些元素融入日常生活中。

Contents

前言 ⋯ 002

「廚房藥局」的香料和香草植物
讓每天的日常舒適快活 ⋯ 016
廚房藥局應有的常備香料
依據體質和季節準備的
香料與香草植物 ⋯ 019
廚房藥局裡有了更加分的香料
依據體質和季節使用的
廚房藥局必備的油脂類與甜味劑
其他油脂類 & 甜味劑 ⋯ 023
廚房藥局裡的必備道具 ⋯ 022
注意事項 ⋯ 024

Chapter 1 小毛病的養護與調理

以阿育吠陀的學問為基礎
讓廚房成為自家的「藥局」⋯ 008
決定身體與心靈狀態的能量
了解阿育吠陀的三種體質類型 ⋯ 010
體察自己當下的狀態與體質
整頓身體與心靈 ⋯ 012
瓦塔（風的能量）⋯ 013
皮塔（火的能量）⋯ 014
卡法（水的能量）⋯ 015

1 頭痛護理 ⋯ 028
- 瓦塔型頭痛對策 ⋯ 030
- 皮塔型頭痛對策 ⋯ 032
- 卡法型頭痛對策 ⋯ 034

2 眼部護理 ⋯ 036
- 眼睛疲勞、充血 ⋯ 037
- 日常眼部護理 ⋯ 038
- 從體內進行眼部護理 ⋯ 039

3 鼻腔護理 ⋯ 040
- 鼻水、鼻塞 ⋯ 041
- 保護鼻腔黏膜 ⋯ 042
- 日常鼻腔護理 ⋯ 043

4 口腔護理 ⋯ 044
- 口臭 ⋯ 045
- 牙齦護理 ⋯ 046
- 美白牙齒 ⋯ 046
- 日常口腔護理 ⋯ 047

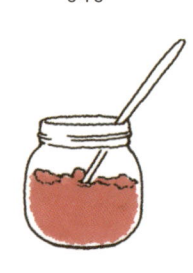

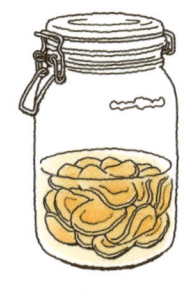
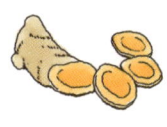

5 — 喉嚨護理 ˇ 048

- 乾燥 ˇ 049
- 喉嚨不適 ˇ 049
- 喉嚨灼熱 ˇ 049
- 咳嗽 ˇ 050
- 痰液 ˇ 050
- 日常喉嚨護理 ˇ 051

6 — 調節消化機能 ˇ 052

- 食慾不振 ˇ 053
- 胃部不適 ˇ 054
- 胃痛 ˇ 054
- 胃灼熱 ˇ 055
- 反胃 ˇ 055

7 — 調節排泄機能 ˇ 056

- 腹部鼓脹、脹氣 ˇ 057
- 便祕 ˇ 058
- 瓦塔型便祕 ˇ 058
- 卡法型便祕 ˇ 059
- 軟便 ˇ 059

8 — 關節護理 ˇ 060

- 瓦塔型關節護理 ˇ 061
- 皮塔型關節護理 ˇ 062
- 卡法型關節護理 ˇ 063

9 — 女性健康護理 ˇ 064

- 貧血 ˇ 065
- 生理期不順 ˇ 066
- 更年期的煩惱 ˇ 067

10 — 浮腫護理 ˇ 068

- 造成浮腫的各種成因 ˇ 069
- 寒性浮腫 ˇ 070
- 熱性浮腫 ˇ 071

11 — 提升睡眠品質 ˇ 072

- 助眠糖漿 ˇ 073
- 睡前飲品 ˇ 074
- 助眠療法 ˇ 075

12 — 健康管理 ˇ 076

- 預防感冒 ˇ 077
- 日常的健康管理 ˇ 078
- 健康管理甘露 ˇ 080

Chapter 2 身體、肌膚與頭髮保養

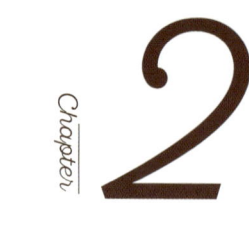

1 身體護理 ︴086
- 瓦塔型身體護理 ︴087
- 皮塔型身體護理 ︴088
- 卡法型身體護理 ︴089

2 排毒與減重 ︴090
- 瓦塔型排毒&減重良方 ︴091
- 皮塔型排毒&減重良方 ︴092
- 卡法型排毒&減重良方 ︴093

3 肌膚護理 ︴094
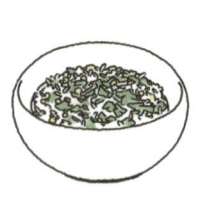
- 乾燥、發癢 ︴095
- 汗疹 ︴095
- 角質 ︴096
- 晒傷 ︴097
- 輕微割傷 ︴098
- 撞傷腫脹 ︴098
- 蚊蟲叮咬 ︴099

4 臉部與頸胸部護理 ︴100
- 依肌膚狀態分類 肌膚護理的重點 ︴101
- 臉部清潔 ︴102
- 保濕（化妝水）︴103
- 保濕（乳霜）︴104
- 痤瘡 ︴105
- 黑眼圈 ︴105
- 抗老對策 ︴106
- 阿育吠陀的臉部保養面膜 ︴107

5 頭髮與頭皮護理 ︴108
- 洗髮+潤髮 ︴109
- 乾燥 ︴110
- 頭皮屑 ︴110
- 落髮、白髮 ︴111
- 指甲花能實現自然的染髮效果 ︴112
- 保持髮絲與頭皮健康 以油脂類進行頭部按摩 ︴114

Chapter 3

維持心靈與環境的健康

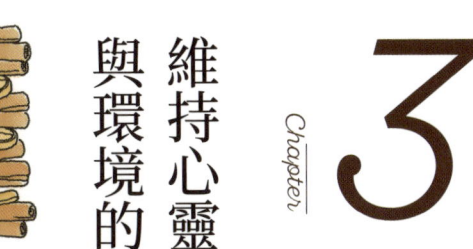

1 — 整頓心情 ›› 118

- 零壓力的阿育吠陀式一日生活實踐 ›› 119
- 感到不安時 ›› 120
- 無精打采時 ›› 121
- 情緒煩躁時 ›› 122
- 滿腹委屈時 ›› 123
- 寂寞空虛時 ›› 124
- 需要聚精會神時 ›› 125

2 — 整頓居家空間 ›› 126

- 進行擦拭清潔 ›› 127
- 清潔細小角落 ›› 128
- 清洗餐具 ›› 128
- 打理衣櫃與鞋櫃 ›› 129
- 驅蟲 ›› 130
- 享受空間氛圍 ›› 131
- 淨化空間 ›› 133

— 結語 ›› 134

— Shop List ›› 135

About Ayurveda

以阿育吠陀的學問為基礎
讓廚房成為自家的「藥局」

阿育吠陀誕生於古印度，是世界三大傳統醫學之一。從其詞源來看，「阿育」（Ayus）＝生命、壽命，「吠陀」（Veda）＝科學、真理，因此也有人譯作「生命的科學」。印度直到現代仍在內科、外科、小兒科、精神科等8個主要領域中運用阿育吠陀進行治療。

阿育吠陀的一大特色在於讓我們學會如何自我照顧，並透過自己改善或預防身體不適。以系統性的理論解釋自然界法則，涵蓋人體、心靈與環境等，並同時提供具體的應對方法。

阿育吠陀所提出的「廚房藥局」概念，正是為了傳達這一理念。正如「使用廚房裡的材料守護身心健康」以及「沒有不具療效的植物」的說法，這一概念鼓勵我們配合身體狀況選擇適合的食材和調理方式，並將各式各樣的香料、香草植物廣泛運用於日常飲食及身心保養。

在日常生活中輕鬆融入這樣的自然能量，按照自己的步調舒適地度過每一天，聽起來是不是很吸引人呢？

Kitchen Pharmacy

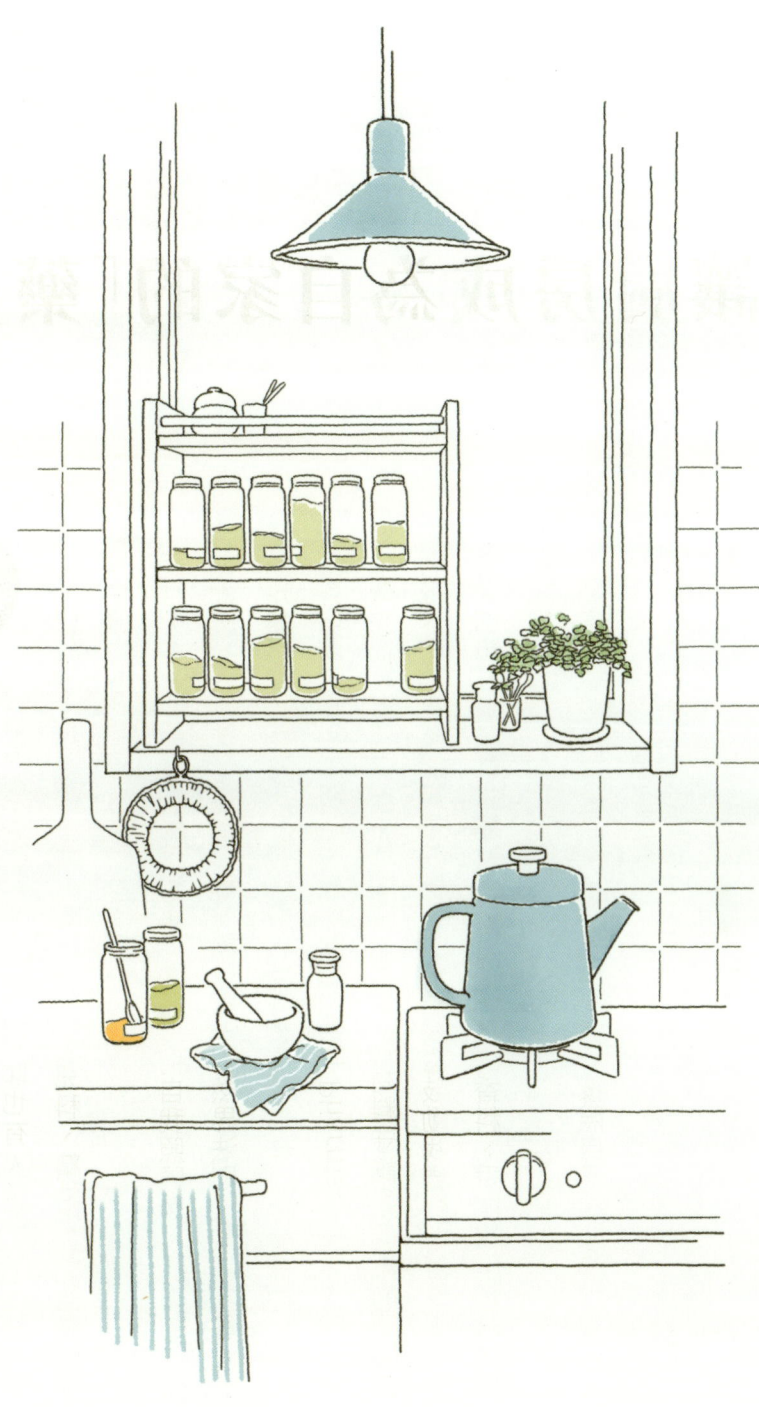

About Ayurveda

決定身體與心靈狀態的能量 了解阿育吠陀的 三種體質類型

在阿育吠陀的觀點中，自然界的一切現象都由稱為「多沙」（Dosha）的三種能量構成。同樣，對於人類而言，風能「瓦塔」（Vata）、火能「皮塔」（Pitta）、水能「卡法」（Kapha）三種能量中，哪一種較具優勢，便決定了該個體的體質與性格特徵。

而且，多沙的能量會隨著季節、環境、生活方式的變化而波動，進而對人體的多沙產生強大影響。當一個人的多沙處於平衡狀態時，三種多沙能量便能在體內流暢運行，讓身體達到最佳狀態。然而，當多沙因各種原因失去平衡時，身心狀態也會隨之失調。

阿育吠陀教導我們善加發揮自身本質，並配合季節和自然的節奏調整生活方式。面對當下的自我，觀察並調整多沙的狀態，就是保持應有的健康和幸福狀態的祕訣。接下來將介紹達成這一目標所需的關鍵要點。

Kitchen Pharmacy

阿育吠陀的「多沙」是什麼？

萬物皆由五大元素組合所構成，並形成三種生命能量。人類和自然界的一切，皆由多沙能量支配並運作。

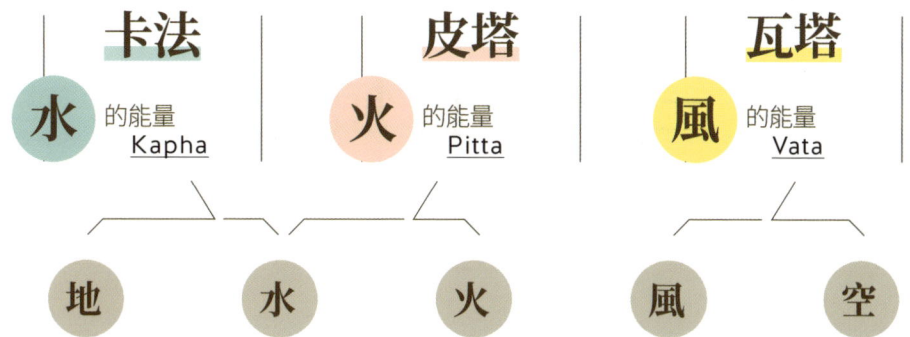

卡法	皮塔	瓦塔
水的能量 Kapha	火的能量 Pitta	風的能量 Vata

地　水聚集於下方，形成具有重量和質量的地元素。

水　水元素是由熱量產生的溫差，也就是濕氣所形成。

火　因動作及摩擦而產生，具有熱及火能量的元素。

風　風元素是空間中發生震動而產生的運動能量。

空　空元素即空間的元素。因細微震動所產生。

季節也有「多沙」

多沙的平衡會因季節而改變，生命的維持活動以一年為週期重複進行。日本特有的梅雨季，是所有多沙能量處於活躍狀態的時節。

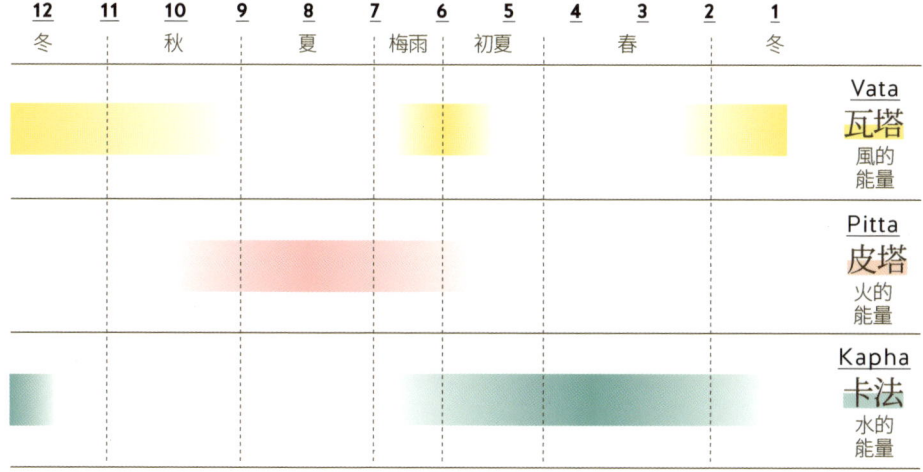

About Ayurveda

體察自己當下的
狀態與體質
整頓身體與心靈

種多沙的平衡與生俱來，決定了一個人的體質與性格。具有優勢的多沙不一定只有一種，每個人的多沙平衡各有不同。一旦天生的平衡受到波擾，就會導致生病或不適。

多沙原本就具有「同類性質會相互增強」的特點。當後天因素使得某一種多沙能量過強時，就像水從杯中溢出一般，該種多沙特有的不適感會顯現出來，同時可能讓人失去自我本質。

也就是說，阿育吠陀的特點在於，首先觀察「哪一種多沙能量過強了？」接著，透過「除去多沙增強的原因」以及「引入相反的性質」，以調整失衡的狀態。

例如，當不小心把行程安排得太滿時，具有輕盈和動能等性質的瓦塔就會增強。這時候，就應當要放慢腳步生活，並且攝取溫熱又含有水分的食物，以改善寒性體質和乾燥的狀況。從當下的身心狀態，觀察自己的需求。

Kitchen Pharmacy

瓦塔 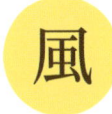風 的能量

Vata

瓦塔型人具有以下特徵

≫ **體質**

- ☐ 身材纖細苗條、不容易變胖
- ☐ 寒性體質、手腳冰冷
- ☐ 肌膚乾燥、頭髮易毛躁
- ☐ 體力較差
- ☐ 容易便祕及脹氣
- ☐ 手腳靜脈血管清晰可見

≫ **性格**

- 動作迅速的行動派
- 擅長社交、朋友眾多
- 話夾子一開停不下來
- 記得快但忘得也快
- 東想西想、猶豫不決
- 情緒起伏很大

Vata Type

負責運動、運輸和傳遞作用的瓦塔。以「輕盈」和「運動」的能量淨化環境，具有輕快的氛圍和靈活步伐，也是其特色之一。

然而，由於像風一樣具有不規則的變動性，因此容易改變心意、情緒不穩定。應避免忙碌且不規律的生活，可透過油類護理或泡澡等方式預防「寒冷」和「乾燥」，並且好好珍惜日常生活中的「留白」。

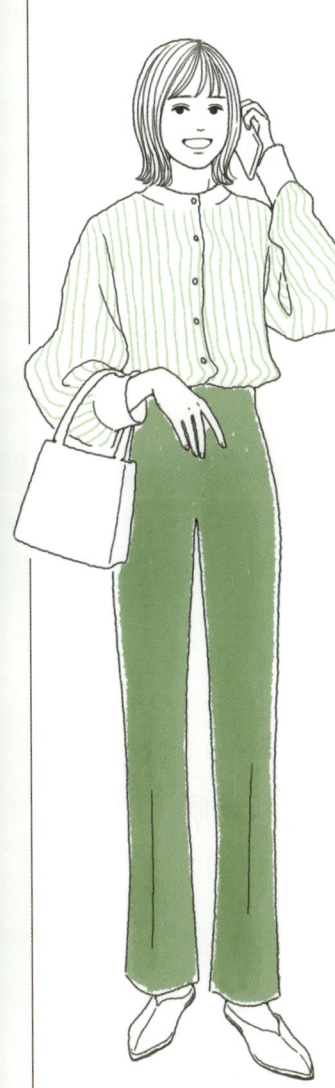

瓦塔增強的原因

- 不規律的生活
- 繁重的工作
- 環境變化
- 睡眠不足
- 寒性體質
- 抑制生理需求
- 憂慮不止
- 話太多
- 音量過大
- 過度使用手機

瓦塔增強後容易顯現的不適症狀

- ≫ 肌膚乾燥、粗糙
- ≫ 頭髮毛躁、分岔
- ≫ 手腳冰冷
- ≫ 便祕、脹氣
- ≫ 肩膀僵硬、腰痛
- ≫ 生理痛、經期不順
- ≫ 坐立難安、心神不寧
- ≫ 容易心情煩躁
- ≫ 慢性疲勞
- ≫ 難以進入深層睡眠

火 的能量 皮塔 Pitta

Pitta Type

火的「轉換」作用讓身心充滿熱情，勇氣與膽量兼具，並富有旺盛的挑戰精神。思考與行動皆有邏輯、有計畫，適合擔任領導者。相反的，因容易傾向完美主義，做任何事應留意適度就好。

負責體內的「消化」和「代謝」，一旦失衡肌膚或腸胃容易出問題。留意消除內心與身體的熱氣，提醒自己保持冷靜。

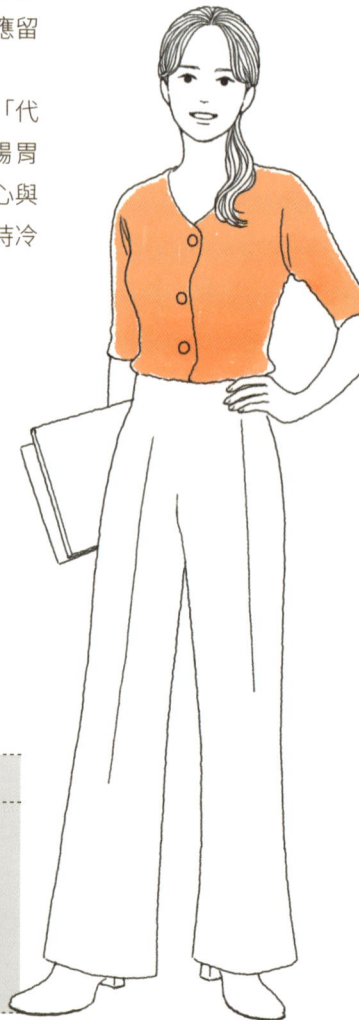

皮塔型人具有以下特徵

》體質

- ☐ 中等身材、肌肉量適中
- ☐ 怕熱且多汗
- ☐ 偏油性的光亮肌膚
- ☐ 自然捲、細軟髮
- ☐ 容易胃痛或腹瀉
- ☐ 容易冒痘痘

》性格

- 知性且有條有理
- 充滿熱情的領導型人格
- 正義感十足
- 勤奮努力
- 敏感細膩的完美主義者
- 容易感到煩躁

皮塔增強的原因

- 過度努力
- 過度勉強自己
- 敏感纖細
- 要求完美
- 急性子
- 感到焦躁不耐
- 身體容易燥熱
- 在陽光下過度曝晒
- 爭執與討論
- 酒精

皮塔增強後容易顯現的不適症狀

- 》易怒
- 》愛講道理
- 》批判性強、攻擊性強
- 》容易胃痛
- 》軟便
- 》眼部疾患
- 》長痘痘和粉刺
- 》皮膚泛紅、長紅疹
- 》口臭、體臭
- 》少年白

卡法 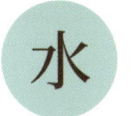 的能量

Kapha

卡法型人具有以下特徵

》體質

- ☐ 骨架結實
- ☐ 易胖體質
- ☐ 膚色白、肌膚有彈性
- ☐ 髮質柔順亮澤
- ☐ 體力好、耐力佳
- ☐ 容易流鼻涕或生痰

》性格

- 沉穩
- 說話慢條斯理
- 做事踏實
- 內向且偏好室內活動
- 容易變得消極
- 意外地有些固執

Kapha Type

擁有「結合」和「安定」的性質，穩重且體力充沛，屬於治癒型性格。做事持之以恆，但容易流於一成不變，且由於這樣的「黏著性」，也會產生停滯感、懶散、固執和執念。

卡法也是一種冰冷又沉重的能量，辛辣的香料能讓其恢復平衡。為生活添加新的刺激，或是輕輕活動身體也是很好的方法。

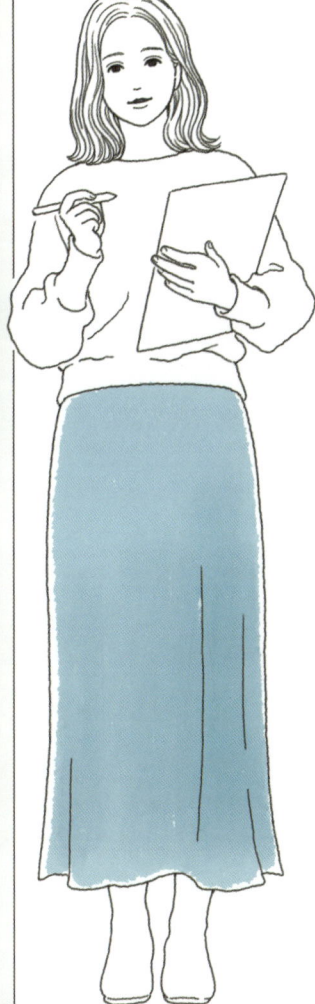

卡法增強的原因

- 執著
- 固執
- 睡午覺或很晚起床
- 過多的睡眠
- 運動不足
- 懶散度日
- 過度飲食
- 吃太多炸物或甜食
- 一成不變

卡法增強後容易顯現的不適症狀

- 》身體沉重
- 》疲憊
- 》沒有幹勁
- 》陷入負面思考
- 》易胖
- 》鼻涕或痰變多
- 》容易後知後覺
- 》變得頑固、執著
- 》變得內向
- 》頭髮扁塌

About Ayurveda

「廚房藥局」的
香料和香草植物
讓每天的日常舒適快活

調

整身心狀態的有效方法，首先是了解自己體質和生活環境中容易增強的多沙能量。接著，掌握平衡這些過多能量的方法，身心將變得更加輕鬆，並能舒適快活地過日子。阿育吠陀會考慮食物如何影響每一種多沙能量，但就像香料和香草植物即便少量使用，也能顯著改變料理的味道，它們卓越的作用能巧妙地調整紊亂的多沙平衡。

香料也常被用作中藥材，透過使用它們，可從中體會植物的力量並領略其帶來的變化，讓這種自然能量在體內循環，就連心靈也會變得健康有活力。

「廚房藥局」的樂趣在於，即便只是些微的不適感，也能用家中隨手可得的材料立即處理。只要學會能讓身心更加舒適快活、變得輕鬆的方法，就能擁有正向樂觀的情緒，生活也會有好的循環。請一定要試著感受這個方法所帶來的效果。

Kitchen Pharmacy

從當下的身心狀況
判斷多沙能量的
平衡與紊亂

多沙能量會根據生活階段或環境發生改變。觀察增強的多沙能量，也就是當下身心失衡的原因，使其降低就是關鍵。

認識自己天生的體質
以及容易出現的
健康問題

在先天體質中，具有優勢的多沙能量較容易增強，或者也能透過容易出現的健康問題，得知哪種多沙能量經常增強。首先就從了解自己的傾向開始。

選擇適合自己
當下狀態的元素
並且減少不適合的
心靈與身體就能
獲得平衡

根據多沙能量的
季節變化
調整自己的生活方式

在阿育吠陀中有一個理念叫做「Ritucharya」（季節的行為），指的是根據自然循環變化的多沙能量，運用符合季節的物品並調整生活方式。

廚房藥局應有的常備香料

有了這些好用的阿育吠陀基本款香料，
就能在製作料理、甜點、飲品等餐飲時廣泛應用。

對多沙的作用標示說明

↓	減少以取得平衡
↑	增加並破壞平衡
→	不增不減
—	全面取得平衡

香料名稱	對多沙的作用	溫性or寒性	適用症狀
小豆蔻 Cardamom	瓦塔 ↓ 皮塔 → 卡法 ↓	偏溫	● 消化功能不佳　● 感冒初期階段與預防 ● 疲勞感 ● 情緒不穩定　● 放鬆 ● 精神疲憊 ● 呼吸困難
孜然 Cumin	瓦塔 — 皮塔 — 卡法 —	偏溫	● 消化不良　● 鼻塞 ● 食慾不振　● 排毒 ● 腸胃不適 ● 咳嗽 ● 軟便
肉桂 Cinnamon	瓦塔 ↓ 皮塔 ↑ 卡法 ↓	溫	● 防寒　　　　● 排毒 ● 感冒初期階段與預防　● 軟便 ● 鼻塞　　　　● 改善消化功能 ● 喉嚨不適 ● 呼吸不順暢
薑 Ginger 瓦塔與皮塔適用生薑；卡法適用乾薑	瓦塔 ↓ 皮塔 ↑ 卡法 ↓	溫	● 消化功能不佳　● 頭部悶痛 ● 感冒初期階段與預防　● 食慾不振 ● 喘不過氣　● 受寒 ● 喉嚨痛 ● 便祕且大便黏稠
薑黃 Turmeric	瓦塔 ↓ （攝取過量↑） 皮塔 → （攝取過量↑） 卡法 ↓	溫	● 改善消化功能　● 腹部脹氣 ● 飲酒前食用 ● 輕微燙傷、割傷 ● 貧血 ● 喉嚨痛
茴香 Fennel	瓦塔 — 皮塔 — 卡法 —	偏寒	● 消化功能不佳　● 預防感冒 ● 腹部鼓脹 ● 關節僵硬 ● 幫助母乳分泌 ● 口臭
黑胡椒 Black Pepper	瓦塔 ↓ 皮塔 ↑ 卡法 ↓	溫	● 消化功能不佳　● 促進排汗 ● 體重增加　● 鼻涕 ● 鼻塞　　　　● 痰 ● 受寒 ● 排毒

依據體質和季節準備的香料與香草植物

想要平衡容易紊亂的多沙能量，可參考以下的分類建議。
試著根據當前的季節和身體狀況採取相應的措施。

	香料名稱	對多沙的作用	溫性or寒性	適用症狀
瓦塔體質或秋冬季節	印度藏茴香 Ajowan	瓦塔 ↓ / 皮塔 ↑ / 卡法 ↓	溫	● 感冒初期階段 ● 喉嚨和鼻腔的不適症狀 ● 消化功能不佳 ● 軟便
	洋甘菊 Chamomile	瓦塔 →（攝取過量↑） / 皮塔 ↓ / 卡法 ↓	寒	● 強烈不安感 ● 持續性緊張 ● 口內炎 ● 睡眠品質低落
	打拋葉（聖羅勒）Holy Basil	瓦塔 ↓ / 皮塔 →（攝取過量↑）/ 卡法 ↓	溫	● 壓力過大 ● 累積的疲勞感 ● 喉嚨和鼻腔的不適症狀 ● 抗老
皮塔體質或夏季	芫荽籽 Coriander	瓦塔 — / 皮塔 — / 卡法 —	寒	● 灼熱感 ● 紅疹 ● 胃痛 ● 促進排尿
	薄荷 Mint	瓦塔 →（攝取過量↑）/ 皮塔 ↓ / 卡法 ↓	寒	● 消化功能不佳 ● 食慾不振 ● 鼻塞 ● 想吐的噁心感
	玫瑰 Rose	瓦塔 — / 皮塔 — / 卡法 —（攝取過量↑）	寒	● 皮膚乾燥粗糙 ● 燥熱 ● 灼熱感 ● 心情低落
卡法體質或春季、梅雨季	蕁麻葉 Nettle	瓦塔 →（攝取過量↑）/ 皮塔 ↓ / 卡法 ↓	寒	● 花粉症 ● 皮膚乾燥粗糙 ● 輕微貧血 ● 排毒
	迷迭香 Rosemary	瓦塔 ↓ / 皮塔 ↑ / 卡法 ↓	溫	● 注意力下降 ● 寒性體質 ● 血液循環不良 ● 食慾不振
	長胡椒 Long Pepper	瓦塔 ↓ / 皮塔 ↑ / 卡法 ↓	溫	● 體重增加 ● 改善體寒 ● 排毒 ● 促進排汗

廚房藥局裡
有了更加分的香料

阿育吠陀的代表性香料&香草植物還有許多。
試著將它們融入日常生活中，體驗其帶來的效果。

香料名稱	對多沙的作用	溫性or寒性	適用症狀
餘甘子 （又名印度醋栗） Amla	瓦塔 ↓ 皮塔 ↓ 卡法 ↓（攝取過量↑）	寒	● 抗老 ● 眼睛疲勞 ● 頭皮健康 ● 美肌
費拉蘆薈 Aloe Vera	瓦塔 — 皮塔 — 卡法 —	寒	● 便祕 ● 抗老 ● 生理期不順 ● 更年期不適
丁香 Clove	瓦塔 ↓ 皮塔 ↑ 卡法 ↓	溫	● 咳嗽 ● 喉嚨痛 ● 消化不良 ● 胃痛 ● 牙齒痛
積雪草 Gotu Kola	瓦塔 — 皮塔 — 卡法 —	寒	● 持續緊張時 ● 排毒 ● 回春 ● 提升記憶力
番紅花 Saffron	瓦塔 — 皮塔 — 卡法 —	偏溫	● 生理期不順 ● 貧血 ● 更年期不適 ● 因賀爾蒙失調引起的煩躁感 ● 神經緊張
天門冬 Shatavari	瓦塔 ↓ 皮塔 ↓ 卡法 →（攝取過量↑）	寒	● 抗老 ● 改善胃腸運作 ● 更年期不適 ● 體力透支時

香料名稱	對多沙的作用		溫性or寒性	適用症狀
肉豆蔻 Nutmeg	瓦塔 皮塔 卡法	↓ ↑ ↓	溫	● 消化功能不佳 ● 睡眠品質低落 ● 情緒不穩定 ● 忙碌引起的神經緊張
印度楝樹 Neem	瓦塔 皮塔 卡法	↑ ↓ ↓	寒	● 防蟲 ● 發癢等肌膚問題 ● 青春痘 ● 排毒
阿魏 Hing	瓦塔 皮塔 卡法	↓ ↑ ↓	溫	● 腹部脹氣的排出 ● 抑制食用豆類或薯類後可能引起的脹氣 ● 促進消化 ● 便祕
芥末籽 Mustard Seed	瓦塔 皮塔 卡法	↓ ↑ ↓	溫	● 促進消化 ● 促進血液循環 ● 驅除風寒 ● 緩解水腫
甘草 Licorice	瓦塔 皮塔 卡法	↓ ↓ ↑	寒	● 喉嚨不適 ● 肌膚癢 ● 抗老 ● 體力透支時

廚房藥局必備的
油脂類與甜味劑

油脂類和蜂蜜不僅可以食用，對於外用保養也十分實用，
是廚房藥局裡不可或缺的品項。

油脂類

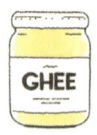

印度酥油

印度酥油（Ghee）在阿育吠陀中被視為最優秀的油脂類。除了作為食用油，也可用於肌膚護理或眼部保養等外用途，有助於增強體力、精神力和免疫力。能有效平衡皮塔和瓦塔，但過量食用可能會增加卡法。

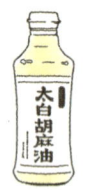

芝麻油

使用無色透明的「太白胡麻油」，許多日本人屬於寒性乾燥的瓦塔體質，特別適合用它來做油壓按摩。芝麻油為溫性油脂，能快速被皮膚吸收，不僅適合用於肌膚與頭髮的保濕護理，也非常適合用於油拔法（漱口）等用途。

甜味劑

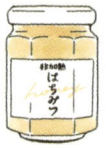

生蜂蜜

生蜂蜜不會對消化造成負擔，是能量的來源。在阿育吠陀中，使用未經加熱處理的生蜂蜜是基本原則。據說加熱後會有毒素累積，因此不建議添加在熱菜或熱飲中。

芝麻油的加熱處理方法

使用芝麻油（太白胡麻油）前，通常會進行「加熱處理」。經過這種處理，油脂的抗氧化力更強，滲透力也會提升。準備好溫度計，將芝麻油倒入鍋中加熱至 80°C。關火後，溫度會自然上升至約90°C，此時靜置待其自然降溫即可。若用於按摩，建議以隔水加熱的方式，加熱至適合的溫度後再使用。

依據體質和季節使用的
其他油脂類＆甜味劑

每一種材料都有不同性質，請根據自己的體質來選擇，
或是依體況、季節的變化交替使用也可以。

卡法體質或春季、梅雨季時

｜油 脂｜
芥末籽油

｜甜味劑｜
生蜂蜜

對於沉重且容易受寒的卡法體質，建議使用具有辛辣刺激且溫熱效果強的油脂。甜味通常會增強卡法能量，但生蜂蜜例外，可放心使用。

皮塔體質或夏季時

｜油 脂｜
椰子油

｜甜味劑｜
蔗糖、楓糖、椰糖

推薦使用椰子油，具有清除體內多餘燥熱並降溫的效果。甜味能平衡皮塔能量，但請選擇質地跟椰子油一樣輕盈、不黏膩的甜味劑。

瓦塔體質或秋冬季時

｜油 脂｜
堅果類油脂

｜甜味劑｜
黑糖、甜菜糖、椰棗糖漿

推薦使用能減緩發冷和乾燥問題，質地濃厚且滋潤的油脂類。對於瓦塔具有平衡效果的甜味劑，以濃郁且富含礦物質的類型為佳。

廚房藥局裡的必備道具

備妥這些道具不僅便利，製作時也令人心情雀躍，
彷彿像在實驗室裡一樣。動力油然而生。

香料與香草植物的保存要訣

使用密封袋或玻璃密封罐保存，以防潮濕。將它們陳列在廚房裡，擺放在顯而易見的地方，不但美觀更便於使用。在瓶蓋內貼上乾燥劑，也是一個好方法。請避免放在會接觸到光照、熱氣或蒸氣的地方，如果分量較多，也可以冷凍保存。

☑ 玻璃瓶
☑ 噴霧瓶

浸泡香草植物或香料時，也可以活用閒置的空瓶，但使用前一定要煮沸消毒。噴霧瓶建議選用好清洗的玻璃材質。

☑ 藥匙

像掏耳棒一樣小巧的藥匙，在需要使用少量香料時，是非常好用的工具。

☑ 磨藥缽、研磨缽
☑ 電動研磨機

整粒香料較耐保存，但碾碎使用香氣更濃郁。有專用工具的話，可以更輕鬆地混合調配，電動研磨機則能將香料磨成細粉，非常實用。

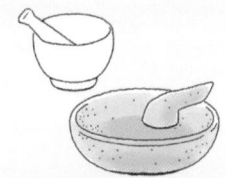

ATTENTION!
注意事項

香料和香草植物
建議從少量開始使用

香料與香草植物因成分濃度高，僅使用少量也能大幅改變料理風味。尤其是初次使用的種類，建議先從少量開始，觀察是否適合自己。此外，無論多有益於健康，過量攝取都容易對身體造成負擔，應避免一次使用過多。

初次作為保養品時，
建議先進行皮膚測試

若使用的東西不適合肌膚，或是皮膚處於敏感狀態時，可能會引發刺激或過敏等問題。尤其是首次使用時，應先塗抹於手臂內側等皮膚較薄的部位，靜置片刻後確認是否無異狀再使用。

生病時或病後恢復期、懷孕或
哺乳期，使用香料或香草植物前
請先諮詢醫師或藥師

香料與香草植物的有效成分，有時會比一般食品的作用更為強烈。因此，在懷孕、哺乳或服藥期間時，請務必先與主治醫師或藥師進行確認再使用。

身體不適或症狀未改善時，
請至醫療院所就診

本書介紹的方法，並非保證植物具有療效或一定能改善不適。請以自我照顧為前提使用，同時為自己負責，若身體狀況未見改善或不適症狀持續，建議至醫療院所就診。

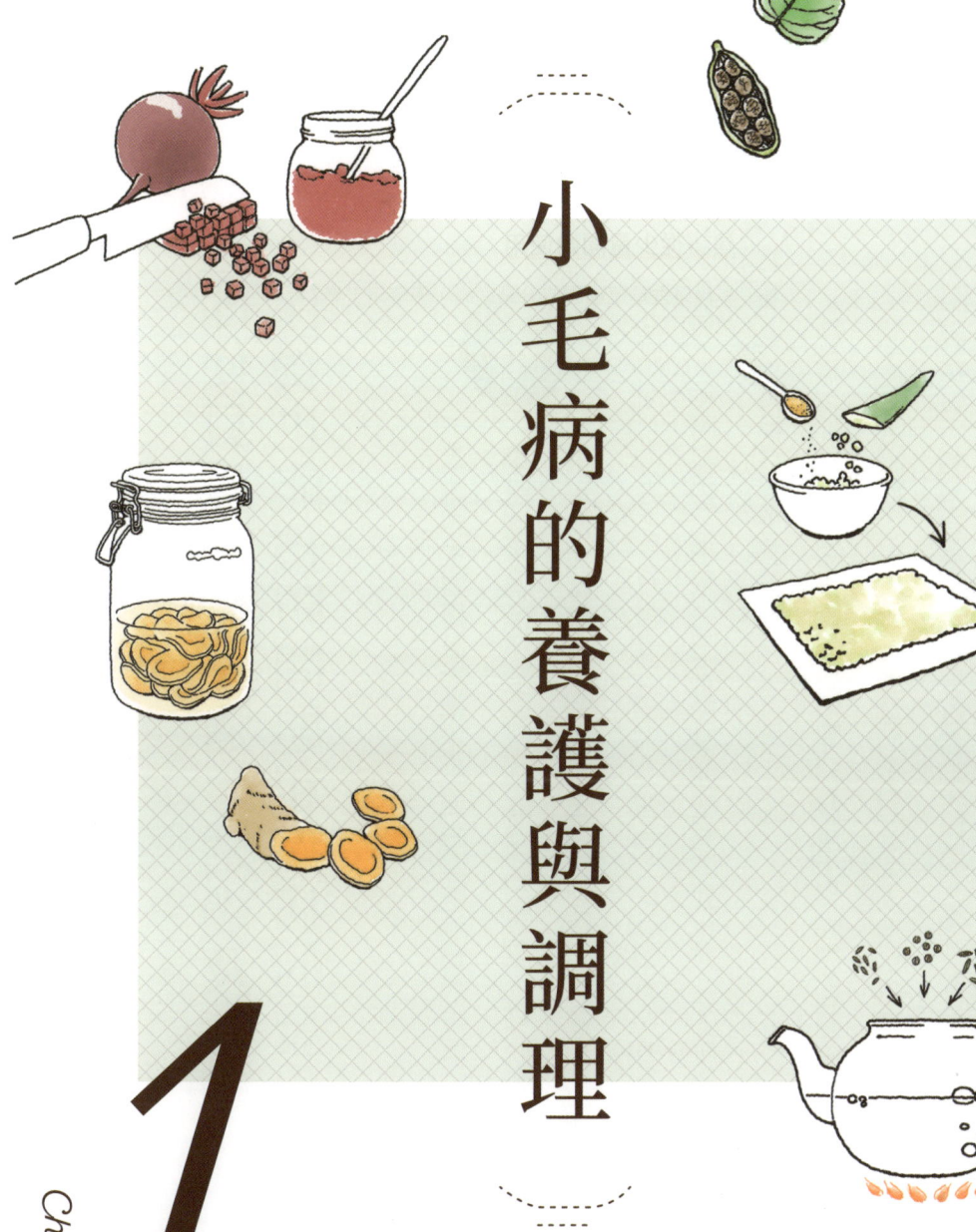

小毛病的養護與調理

Chapter 1

即使只是輕微不適，透過及時的保養也能預防問題和疾病的發生

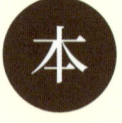

書內容主要是針對還不到要去醫院治療的程度，但卻總感到不適的小毛病進行養護與調理。在阿育吠陀中，疾病發展的過程分為六個階段：①蓄積（體內的多沙開始增加）、②加重（進一步增多）、③擴散（擴展至全身）、④局部化（積聚並固定於身體虛弱的部位）、⑤發病（出現初期症狀）、⑥慢性化。

在第①階段，通常是感到疲倦等「有些不對勁」的狀態。到了第②階段，由於未能注意到不對勁或未加以處理，多沙進一步增長，開始感覺到不適；第③階段時，多沙開始擴展至全身，引起像失眠、肌膚不適等具體症狀。

本書強調的自我照顧在①～③階段的效果最佳。階段越往後，恢復健康的難度越大，所需時間也越長。因此越早進行保養越容易改善。在第①階段，身體的機制會啟動，例如當感到疲倦時，身體會告訴我們應吃些甜食來鎮定瓦塔以恢復平衡，這就是多沙在體內增加時自我調節的方式。

然而，多沙有個棘手的特徵，就是一旦增加，就會試圖進一步增強其自身特質。例如，當焦躁不安時，皮塔增多，身體會不由自主地想吃辛辣食物，而實際上這是促使皮塔更進一步增強的行為。在這種情況下，如果隨著欲望行動，反而會加重身心的不適。因此，當務之急是與當前的身心狀態對話，並加以觀察，減低過度增強的多沙，並調整到平衡狀態。

眼睛疲勞、鼻子過敏、睡眠問題等不適症狀經常被忽視，但它們與生活品質息息相關。平日就該留心自我保養，及早採取對策。

1

頭痛 護理

頭

痛的原因和症狀，會因為多沙失衡情況的不同，而有相應的對策。首先，請參考左頁的檢查表，觀察自己是哪一類型的頭痛。頭痛可能不是由單一原因引起，因此要先檢查是否適合用冰敷來舒緩（＝皮塔型），或用熱敷效果更好（＝瓦塔型或卡法型）。此外，時間和地點等環境因素，以及最近的健康和生活狀態，也是用來判斷多沙失衡的重要線索。在預防方面，可將重點放在與各種疼痛相關的瓦塔進行調理，試著從改善不規律且忙碌的生活節奏開始著手。

瓦塔型頭痛

當身體受寒或過度活動、心情不安或緊張、睡眠不足或疲勞累積時，以及氣候變化等因素，都容易引發不適。此時應盡量遠離電子設備，調整呼吸，並且有意識地保持規律作息、充分休息，同時保暖身體。

- ☐ 劇烈的疼痛感從太陽穴延伸至後腦勺
- ☐ 肩頸和脖子也很難受
- ☐ 傍晚時出現疼痛感
- ☐ 可透過保暖緩解
- ☐ 耳部有異樣感
- ☐ 可能伴隨頭暈
- ☐ 手腳冰冷
- ☐ 長時間使用電腦或手機
- ☐ 經常在移動時或移動後感到疼痛

皮塔型頭痛

多因高溫環境、火氣旺盛、強烈日照、用眼過度、過度專注或過度努力引起。症狀可能伴隨消化不良或胃灼熱感。皮塔劇增時應著重降低體內多餘熱氣，並避免使用加熱的方式緩解症狀，以免加重不適。

- ☐ 眼部深處或頭前側出現灼熱感
- ☐ 有刺痛感
- ☐ 冰敷可緩解
- ☐ 可能伴隨腹痛
- ☐ 可能伴隨噁心感
- ☐ 手腳發熱
- ☐ 喉嚨乾渴明顯
- ☐ 軟便或腹瀉

卡法型頭痛

通常因身體受寒、飲食過量、睡眠過多、便祕或鼻塞等因素引發，特別是起床後容易出現症狀。可透過減少食量、嘗試輕斷食，搭配輕度運動或具有溫熱效果的按摩來促進體液循環，改善滯留狀態。

- ☐ 沉重的疼痛感
- ☐ 頭部感到僵硬
- ☐ 睡太多或長時間未活動時出現疼痛感
- ☐ 經常鼻塞
- ☐ 嗜睡感強烈
- ☐ 長期有便祕症狀
- ☐ 腹部冰冷感
- ☐ 浮腫
- ☐ 食慾減退

1 頭痛護理

瓦塔型頭痛對策

全身的呵護保養

洋甘菊按摩油

首先透過按摩耳朵來放鬆。在50ml的芝麻油中加入1大匙乾燥洋甘菊，以60℃的熱水隔水加熱約30分鐘，將油過濾，塗在外耳周圍。從中心往外朝四周輕拉，以耳後的凸起處及外耳中心凹陷處為中心畫圈按摩。最後以V字型手勢夾住耳朵輕輕上下摩擦。

入浴前的薑茶

鍋中放入200ml的水及2片薄薑片，加熱。滾沸後轉小火加熱1分鐘左右。也可以加點黑糖等食材調味。極端的溫度變化容易導致瓦塔失衡，應加以避免，因此在入浴前20分鐘慢慢飲用，讓身體從裡到外慢慢溫暖起來。

米糠橙皮入浴球

具有高保濕效果，沐浴後身體持續暖呼呼。約2杯米糠與1大匙曬乾撕碎的橙皮混合後，以手帕或其他布料包成球狀，並用繩子或橡皮筋將前端牢牢捆緊。在浴缸中將沐浴球浸泡至溫熱後，可用來敷在頸部或清潔身體。

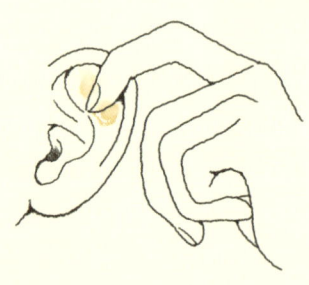

橙皮
米糠

療癒身體的飲品

小豆蔻檸檬茶

推薦在頭痛卻無法休息的時候，飲用這杯酸味鮮明的飲品。小豆蔻與檸檬能安定瓦塔，馥郁的香氣能鎮靜並穩定神經。用刀在1粒小豆蔻上劃出刀痕，加入200ml的水加熱，沸騰後關火，放入1片檸檬薄片，浸泡2～3分鐘即完成。

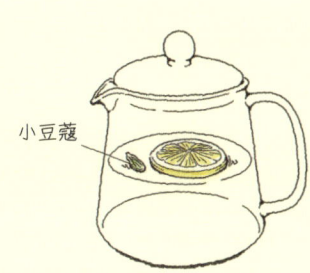
小豆蔻

黑糖薑茶

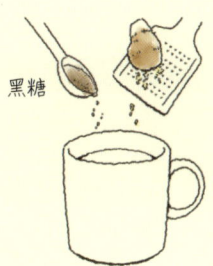
黑糖

發生瓦塔型疼痛時，比起刺激性較強的乾燥食材，更建議使用生薑。在200ml的熱水中，加入½小匙薑泥及1小匙黑糖，充分攪拌後飲用。喝了之後除了能溫暖受寒的身體，也能促進體內循環，平衡紊亂的瓦塔。

肉桂熱牛奶

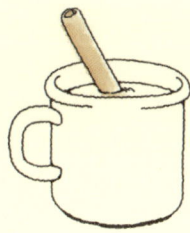

熱牛奶濃郁甜香，帶來沉穩和安定感，有助於舒緩不穩定的瓦塔。再加入能促進末梢血液循環，讓身體暖起來並放鬆神經的肉桂效果更佳。在溫熱的牛奶中，加入少許肉桂粉或¼根肉桂棒，攪拌均勻即可享用。也可依喜好加入具有鎮定瓦塔作用的甜味食材。

皮塔型頭痛對策

全身的呵護保養

玫瑰牛奶手足浴

當感覺頭部或手腳積聚過多熱氣時，特別推薦這個方法。準備一個洗臉盆，加入適量熱水、約150ml的溫熱牛奶，並混合1小匙玫瑰花粉，在舒適的溫度下進行手浴或足浴。能溫和地排除多餘的熱氣，牛奶的柔滑質感還能舒緩肌膚，進一步放鬆大腦。

玫瑰蜂蜜按摩膠

輕柔地搓揉手背，有助於安撫過度運作的大腦。將1小匙降溫效果顯著的玫瑰花粉與1大匙溫性且不會過寒的生蜂蜜混合成糊狀，然後輕輕塗抹於手背、指尖、手腕以及腳背和腳底，用輕撫的方式按摩。靜待片刻後，用清水沖洗乾淨。

芫荽籽的皮塔鎮定霜

如果感到不適的原因是來自用眼過度、大量陽光曝晒，或者長時間盯著電子產品所導致，首先需要為眼周降溫。可將具有解熱鎮定效果的芫荽籽粉、玫瑰花粉或檀香粉與少量水調合成糊狀，塗抹於太陽穴和眉間，靜待其乾燥後再沖洗乾淨。

療癒身體的飲品與食品

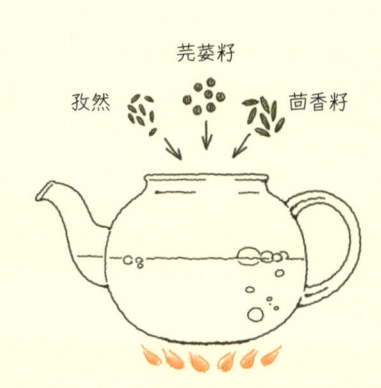

CCF茶

伴隨胃灼熱或消化不良，或因這些原因引發的皮塔型頭痛，推薦飲用由孜然（Cumin）、芫荽籽（Coriander）和茴香籽（Fennel）調配而成的「CCF茶」（以香料英文名稱的首字母組成），這些香料有助於平衡各類型多沙、增強消化力並促進體內毒素代謝。每種香料各舀¼小匙（原粒），放入200ml的水中，用小火煮約10分鐘，過濾後飲用。

芫荽籽冷泡茶

這是一款能幫助排出體內過多熱氣並使大腦冷靜的飲品。將¼小匙的芫荽籽稍微搗碎，加入200ml的水，浸泡約30分鐘至水稍微有些變色後過濾飲用。如果不搗碎直接浸泡一晚，味道會更加溫和。

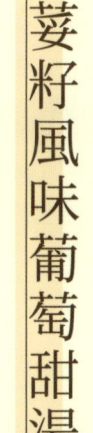

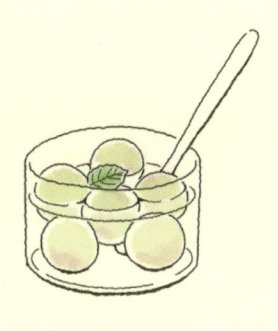

芫荽籽風味葡萄甜湯

帶有甜味、苦味與澀味的葡萄，具有鎮定皮塔熱氣能量的作用，再搭配能排出多餘熱氣的香料與香草植物，結合出清爽的風味。將5～6顆巨峰葡萄去皮後，與1片薄荷葉一同放入100ml的芫荽籽冷泡茶（參見右側）中，浸泡5分鐘以上，適合在兩餐之間享用。

1 頭痛護理

卡法型頭痛對策

全身的呵護保養

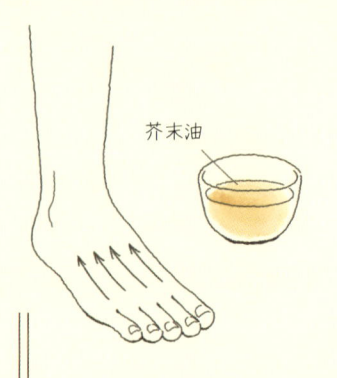

用芥末油按摩

體液循環不佳、身體容易受寒的卡法型頭痛。可在腳踝或腳背塗抹少量具有溫熱效果的芥末油，輕輕按摩以促進循環，幫助提升身體的活動力。由於芥末油刺激性較強，皮膚敏感者可以按照個人需求，加入等量或更多的芝麻油以降低刺激性，使其變得溫和。

芥末油

丁香與薑的卡法鎮定霜

塗抹後能感受到溫熱感緩緩蔓延開來，帶有刺激感卻令人放鬆的鎮定霜。能有效緩解頭部的沉重感與悶痛，整個人變得更加清爽輕盈。將½小匙的丁香粉、½小匙的薑粉用少量水調合，塗抹在遠離眼部的髮際三處（額頭中央、左右太陽穴內側），待乾燥後洗淨。

丁香粉
薑粉

洗個熱呼呼的戰鬥澡

當起床時感到沉重的頭痛襲來，特別適合以42℃左右的水溫快速淋浴一下。這麼做能讓身體熱起來，促進血管及體液的循環。不過，由卡法掌管的頭部一旦受寒，頭痛會加劇，所以沐浴後應立即用吹風機吹乾頭髮和頭皮。

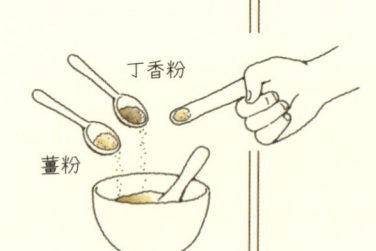

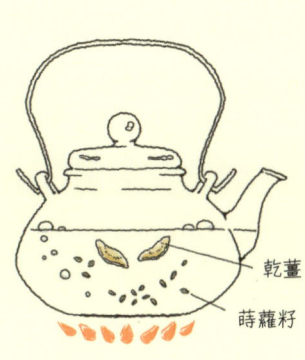

療癒身體的飲品與食品

乾薑蒔蘿籽茶

這款茶飲擁有清爽的香氣，加上刺激舌尖的辛辣感與苦味，讓沉重的身體迅速暖和起來，同時帶來舒緩。準備2片乾薑（若使用薑粉則約2小撮）、1小撮蒔蘿籽，以200ml的水煮約5分鐘讓味道釋出。

薄荷印茴茶

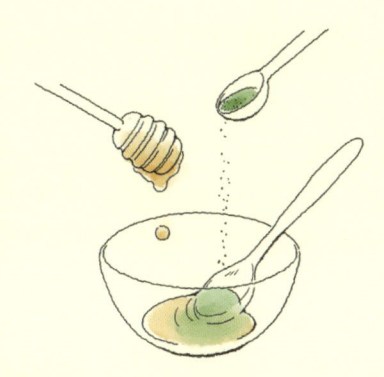

卡法的黏著性一旦增強，可能造成鼻塞或呼吸不順，進而導致頭痛。準備¼小匙的印度藏茴香及¼小匙的乾燥薄荷葉，以200ml的水煮約5分鐘讓味道釋出後飲用。具有溫暖身體並促進排毒作用的香料，與薄荷的清涼感相結合，帶來適中的刺激感。

薄荷葉
印度藏茴香

乾薑
蒔蘿籽

抹茶蜂蜜

當感覺頭昏沉沉、需要一點甜味時，建議試試生蜂蜜。由於生蜂蜜帶有澀味，有些種類甚至還有一點辛辣感，搭配抹茶的苦味，不僅美味，在阿育吠陀中還能有效減少卡法。將⅓小匙的抹茶粉，用⅔小匙的生蜂蜜調合，小口含住，細細品嘗其苦味和澀味。

1 頭痛護理

2

眼部 護理

皮

塔一旦失衡，容易造成眼部不適。在阿育吠陀的觀點中，認為火的能量是創造明亮和視覺的根源。加上現代生活充斥著手機與電腦帶來的刺激，神經緊張打亂了瓦塔的平衡，眼部問題便隨之而來，這樣的情況屢見不鮮。用眼過度時，應加緊進行養護與調理，並且避免睡眠不足或長時間照射陽光等容易造成眼部負擔的行為。

頭部熱氣積聚或變得僵硬也會引發眼睛疲勞，此時建議透過按摩油進行頭部按摩。

眼睛疲勞、充血

濕敷 玫瑰純露

身體積聚熱氣時,玫瑰純露是不錯的選擇,可以用來為雙眼降溫。將½小匙的乾燥玫瑰花瓣放入50ml的水中浸泡,待水微微上色之後,取適量浸濕化妝棉,敷於眼瞼上約5分鐘。若家中備有玫瑰純露(參見103頁)可以直接使用,因此手邊有一罐的話,會相當實用。

(圖示:化妝棉、玫瑰花瓣)

餘甘子 眼霜

內服、外用皆宜的餘甘子(油甘子),廣泛應用在阿育吠陀的肌膚與眼部護理上,也常見於阿育吠陀的眼藥配方中。若將其粉末調製成糊狀當作眼膜,適度的濃稠質地也能帶來放鬆感。將1小匙粉末與1小匙水調合成糊狀,塗抹於化妝棉上,將塗有霜的一面朝外,敷在眼瞼上,靜待約5分鐘後取下。

眼瞼 點上酥油

在阿育吠陀中,印度酥油也被用於改善乾眼症及視力下降等問題。其中又以讓眼睛浸泡在酥油中的眼部療法(Netra Tarpana)最為著名。不過,即使僅用中指與無名指將質地厚重的酥油輕輕點在眼瞼上,也能產生效果。不僅能讓雙眼煥然一新,若在睡前進行,還能幫助順利入眠。

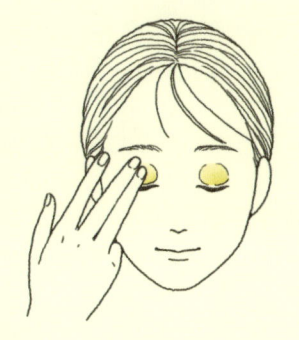

2 眼部護理

日常眼部護理

冰敷用眼枕

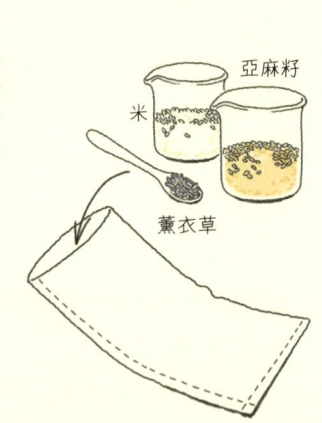

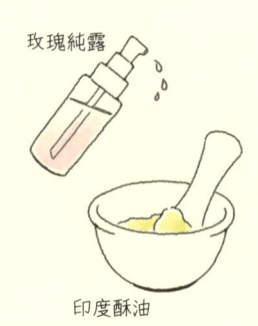

放冰箱冷藏後，適合用於緩解因電腦螢幕光線或強烈日照引起的眼睛不適。在休息時間、下班回家後或睡前的放鬆時刻使用最佳。將一塊22公分見方的布料對折後縫製成布袋，放入50公克米、50公克亞麻籽，並可依喜好添加½小匙乾燥薰衣草，將開口封好，冰鎮。用另一塊布做成枕套，或直接用手帕包裹冰鎮過的眼枕，敷於眼部。

餘甘子與酥油的卸妝油＆按摩油

添加對眼睛有益的材料，質地柔滑且溫和，使用起來感受舒適。將30 ml甜杏仁油與1小匙餘甘子粉混合，浸泡約1週即成餘甘子油。過濾後與20 ml經隔水加熱溶化的印度酥油混合，輕輕按摩卸除眼部妝容，再用以玫瑰純露浸濕的化妝棉輕輕擦拭。進行按摩時請避免摩擦，輕輕按壓眼部周圍即可。

玫瑰酥油眼霜

除了眼部護理外，還能作為治療濕疹等皮膚問題的軟膏。在½小匙印度酥油中，分次少量加入10～20 ml的玫瑰純露（加入越多玫瑰純露，越能淡化印度酥油特有的氣味），混合均勻。最初可能會出現油水分離現象，繼續攪拌至酥油的黃色變白，油水融合即可。放入冰箱冷藏保存，並在2週內使用完畢。

從體內進行眼部護理

枸杞葡萄乾果醬

這款果醬集結了對眼睛健康有益的食材製成。將25公克枸杞、25公克葡萄乾（黑）、1大匙甜菜糖和1大匙切碎的洛神花（新鮮或乾燥皆可）以及100ml水放入鍋中，以小火加熱，煮的時候一邊將食材壓碎，直到出現濃稠感即可關火。用熱水泡開作為茶飲也很美味。

洛神玫瑰茶

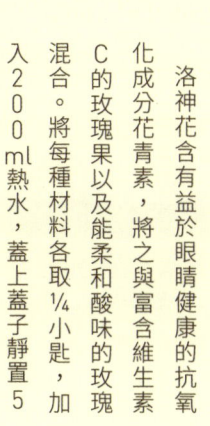

洛神花含有益於眼睛健康的抗氧化成分花青素，將之與富含維生素C的玫瑰果以及能柔和酸味的玫瑰混合。將每種材料各取¼小匙，加入200ml熱水，蓋上蓋子靜置5分鐘即可。

蝶豆花糖漿漬冬瓜

蝶豆花也富含花青素，鮮豔的藍色有助於舒緩眼睛疲勞。將約5朵蝶豆花放入150ml熱水中，浸泡1～2分鐘後過濾，再加入1大匙楓糖漿。將20片冬瓜切片放入其中，浸泡1小時以上。可以直接食用，或擠入檸檬汁調味並享受其變成粉紅色的過程。放入冰箱中可保存數日。將之與蘇打水等混合，做成飲品也很美味。

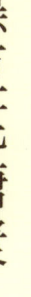

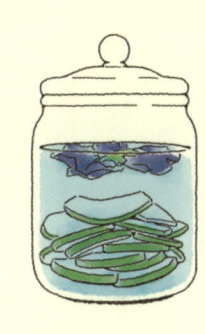

2 眼部護理

3

鼻腔 護理

水

的能量——卡法增強或毒素累積時，體內黏稠性液體會增加並滯留，容易引發流鼻涕或鼻塞的現象。另一方面，感覺快要感冒時，可以通過平衡過度活躍的瓦塔來應對；而出現灼熱感時，則應鎮定皮塔。根據具體症狀對症下藥進行護理，是阿育吠陀的一項基本原則。

此外，阿育吠陀認為「鼻腔是大腦的入口」，改善鼻腔健康有助於腦部正常運作。當鼻腔通暢、呼吸順暢時，心靈也更容易達到平衡。

鼻水、鼻塞

魚腥草汁液

魚腥草是日本廣為人知的民間藥材，具有卓越的抑制與排出作用。其苦澀的味道能有效減少引起鼻涕的卡法能量。將魚腥草葉揉捏至出現濕潤感後，輕壓在鼻塞的一側鼻孔上，保持約 5 分鐘。若覺得氣味過於強烈，也可以僅將葉汁塗抹於鼻孔內。

迷迭香薄荷蒸氣吸入法

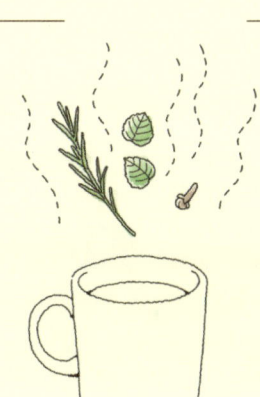

「吸入法」是隨蒸氣一併吸入香氣成分的芳香療法，能透過具有抗菌與鎮定效果的新鮮香草植物或香料舒緩不適。在杯中放入約 3 公分的迷迭香、2 片薄荷葉及 1 顆丁香，注入熱水後，將鼻子靠近蒸氣，請注意保持適當距離以免燙傷。吸入時不必過於用力，自然呼吸即可。

生蜂蜜與肉桂

想快速使塞住的鼻腔暢通或清除多餘鼻涕時，可以嘗試這個簡單的療法。生蜂蜜具有減少卡法能量並促進呼吸系統運作的效果，肉桂則能促進血液循環。將 1 小匙生蜂蜜與 ¼ 小匙肉桂粉混合均勻，每天服用 2 次，有助於舒緩鼻部不適。

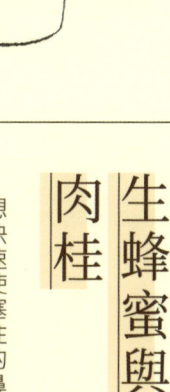

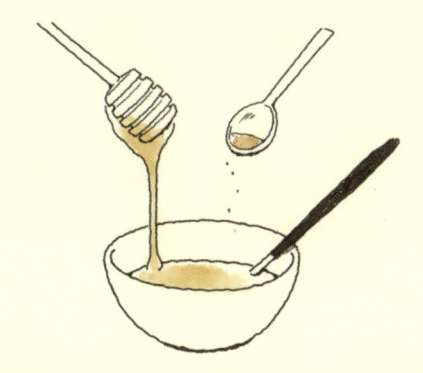

3 鼻腔護理

保護鼻腔黏膜

蕁麻湯

將具有保護黏膜及優異抗敏作用的蕁麻製作成濃湯。在鍋中加熱1小匙印度酥油,加入切塊的半顆洋蔥與半顆馬鈴薯拌炒,然後加入300ml的水。煮至變軟後,加入2小匙蕁麻葉粉,接著用攪拌機打成泥狀,再倒回鍋中,加入50ml豆漿加熱。最後以鹽和胡椒調味即可。

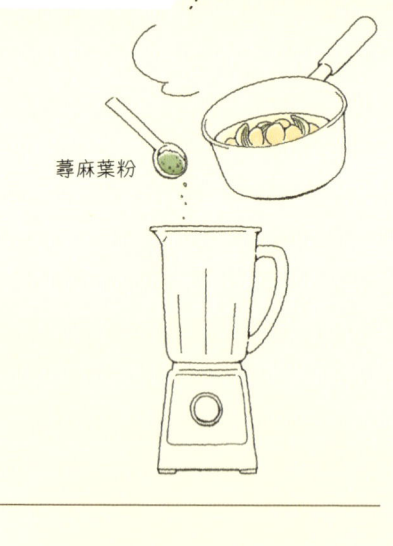

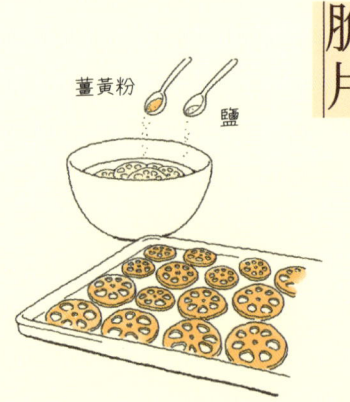

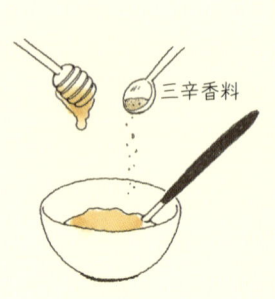

薑黃蓮藕脆片

蓮藕在印度也是常見的食材。在200ml的水中加入1小匙薑黃粉和½小匙鹽攪拌均勻,放入切成薄片的蓮藕,浸泡約20分鐘後瀝乾水分。蓮藕片表面塗上薄薄一層酥油或沙拉油後,放在鋪有烘焙紙的烤盤上,置入已預熱至170°C的烤箱中,烘烤時應留意烤箱內的狀況,大約烤15分鐘即可。

三辛香料與蜂蜜

因花粉症等原因導致鼻腔內黏液增加時,可採取提升卡法能量流動的護理方式。將1小匙生蜂蜜與一小撮「三辛香料」(參見左頁)攪拌至糊狀。建議每天服用2~3次,服用時含在口中,想像其慢慢滑過舌頭和喉嚨。如此便能感受到鼻腔瞬間通暢的清爽感。

日常鼻腔護理

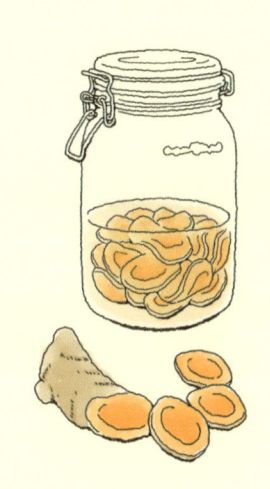

薑黃芝麻油

感到鼻腔乾燥時，可以用棉花棒或指尖將芝麻油塗抹於鼻腔粘膜，進行保護。特別是浸泡薑黃超過2週的芝麻油，質地較輕盈，不會過於黏膩，能有效緩解鼻腔內卡法能量過盛引起的黏稠感。建議使用切片的乾燥薑黃，能使油脂質地變得柔和，更適合鼻腔護理。

Column

三辛香料（Trikatu）是什麼？

調合等量的薑粉、黑胡椒與長胡椒（蓽茇）製成的「三辛香料」，是阿育吠陀中相當常見的處方。其中「三辛」意為「三種（＝tri）辛味（＝katu）」，具備卓越的溫熱效果，能有效減少卡法能量中沉重、寒冷的特性。此外，還具有促進排毒與消化的功效，有助於改善體內循環。這款香料搭配肉類、魚類與蔬菜等各類食材都很適合，是廚房必備的綜合香料。

TRIKATU

長胡椒　黑胡椒　薑粉

1 ： 1 ： 1

3 鼻腔護理

4

口腔 護理

在阿育吠陀中,掌管「轉換」功能的皮塔(火的能量)若過於旺盛,可能導致口氣變得強烈。此外,消化功能的運作也至關重要。當消化力過弱或過於亢進時,體內容易累積未消化物質「阿瑪」(Ama),便成為口臭的主要來源之一。

一天之中,清晨是最值得重視的口腔護理時間。夜間睡眠時,未消化物質的氣味會浮現在口腔中,早晨徹底清潔有助於調整消化能力。透過日常的口腔護理,減少阿瑪的累積,不僅能改善體質,還能促進整體健康。

口臭

茴香籽茶

茴香以助消化和消除口臭兩大功效聞名，在印度的餐廳或食堂中也都會備有茴香籽，作為餐後香料使用。將½小匙茴香籽加入200ml的水中，煮約5分鐘至水略顯色澤後，即可作為餐後的消化茶飲。

咀嚼香料＆香草植物

小豆蔻

茴香籽

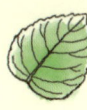

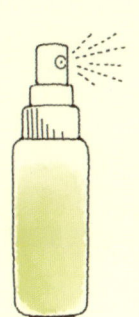

薄荷

以能防止口臭並促進消化的香料作為餐後口嚼錠。例如，可以取小豆蔻莢內的1～2顆黑籽直接食用，或將茴香籽稍加煎炒至香氣四溢，適合在餐後用來去除口腔異味。此外，料理或甜點中的新鮮薄荷葉也別浪費，慢慢咀嚼同樣有清新口氣的效果。

口腔清新噴霧

針對因食用大蒜等食材所引起的餐後口臭，可以使用口腔清新噴霧緩解。將1小匙茴香籽加入200ml的水中，煮成濃茶，裝入噴霧瓶中使用。多煮一點茴香籽茶用來替代也可以。需於當日內用完。

4 口腔護理

牙齦護理

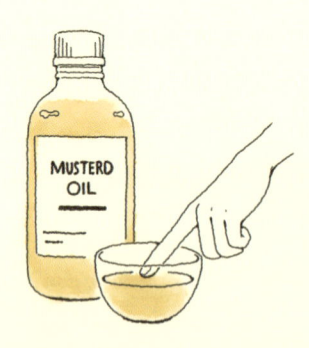

用芥末油按摩

帶有微辣感的芥末油能促進血液循環，幫助牙齦緊緻並預防老化。將少許芥末油塗於指尖，輕輕按摩牙齦。這種油質地不黏膩，帶有輕微的刺激感和清涼的爽快感，用起來非常舒適，推薦一試！

＊編注：芥末油是油品中最熱的，但需注意體質適應性，皮塔體質者或口腔容易出血、腫脹，請斟酌使用。

美白牙齒

用浸泡香草的椰子油漱口

在 50ml 椰子油中加入 1 大匙普通鼠尾草（Common sage），依喜好可另添加 1 大匙薑黃粉，浸泡約 2 週。過濾後取 1 大匙油放入口中含住，在口中反覆漱動約 5 分鐘。

需注意椰子油在低溫下會凝固，影響成分的萃取，因此不適合在寒冷的季節或環境下製作。但即使凝固，依然可正常使用。

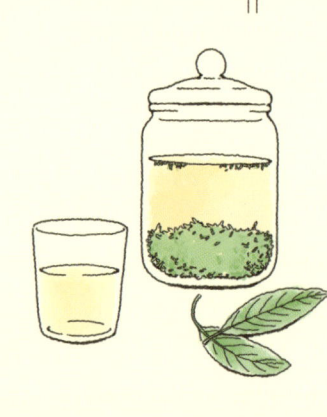

日常口腔護理

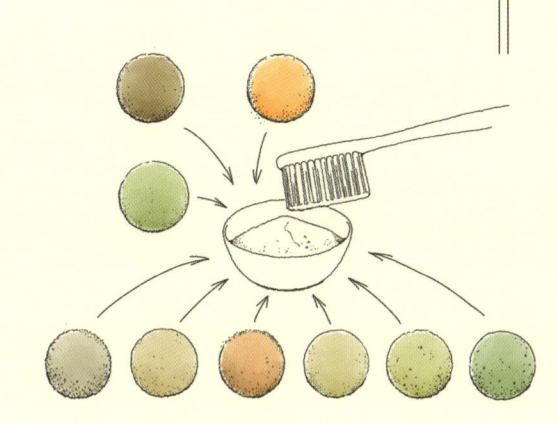

香料牙膏

調合自己喜歡的香料＆香草植物，就是一款獨一無二的牙粉。使用時可像市售牙粉一樣以牙刷沾取刷牙，也可以試試正統印度式護理法——以手指沾取後一邊刷牙一邊按摩牙齦，還能透過手指的觸感檢查牙齦的健康狀態。

薑黃
抗菌、殺菌效果卓越，能有效去除黏膩感。但會讓牙齒暫時染上黃色，因此請選擇合適的時機使用。

茴香
以能夠有效改善口臭和消化能力著稱的香料。還能緩解腹脹與脹氣問題。

迷迭香
使用迷迭香粉末。清爽的涼感能防止口臭，亦能促進牙齦的血液循環和消化。

黑胡椒
溫熱效果顯著，能緊緻牙齦並促進血液循環。還有緩解受寒、咳嗽及助消化的功效。

胡椒薄荷
使用胡椒薄荷粉末，具有令人精神一振的清涼感，能預防口臭和喉嚨痛。

肉桂
促進微血管的血液循環，排毒、抗菌效果卓越，亦有助提升消化能力。

丁香
除抗菌作用外，也能有效緩解疼痛。丁香粒可直接嵌入蛀牙中，作為牙痛的緊急處理方法。

餘甘子
促進血液循環，有助修復牙齦。此外，對提升消化力與免疫力十分有效。

印度楝樹
以防蟲效果著稱，可用於預防蛀牙與牙齒美白。亦具備殺菌與排毒功效。

4 口腔護理

5

喉嚨 護理

喉

嚨護理的方法會因季節和環境而異。在秋冬季節與空調環境下,除了注重保持濕潤與抑制發炎外,調節引起乾燥的瓦塔同樣重要。建議要有充足的休息與睡眠時間,並養成規律的生活作息。

此外,過度飲食、懶散或受寒等因素可能導致卡法增強,未消化物質一旦積累,身體未將廢物排出,可能引起咳嗽或痰液。此時,除了飲食應適當減量,不妨也嘗試以能減輕卡法的香料療法來改善。

乾燥

榲桲糖漿

將榲桲切薄片，果核裝入茶袋後與果肉一同放入瓶中，倒入足以覆蓋所有材料的生蜂蜜。浸漬約1～2個月，待材料釋出精華即完成。浸漬期間可用乾淨的湯匙偶爾攪拌。每天含服2～3次，每次1小匙。其具有卓越的抗菌與抗發炎能力，非常適合用於預防感冒。

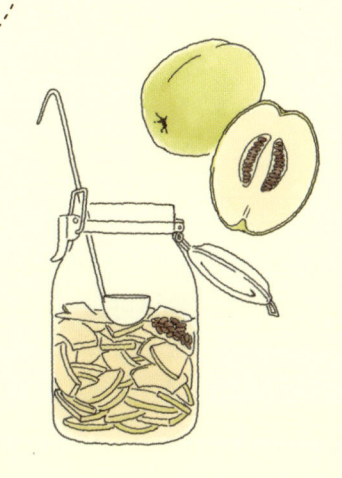

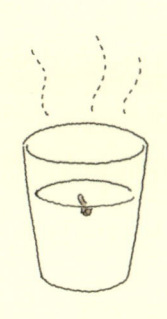

喉嚨灼熱

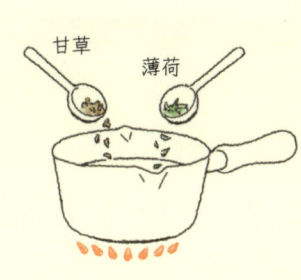

甘草薄荷茶

中藥稱為甘草的甘草根，不僅可以消炎解熱，也具有鎮定皮塔與瓦塔的功效，亦常作為護膚產品的原料。在200ml的水中加入¼小匙甘草及¼小匙薄荷（若使用新鮮薄荷葉，可待煮完之後加入約2片），煮5分鐘即完成。每日飲用量以不超過2杯為宜。

喉嚨不適

丁香蒸氣吸入法

將丁香放入杯中，注入熱水後，張開嘴巴使蒸氣直接作用於喉嚨部位。丁香的成分能有效殺菌並舒緩痛感，為疼痛或發癢的喉嚨黏膜提供保濕及緩解不適。不過，當喉嚨有灼熱感時，請避免使用此方法。

5 喉嚨護理

咳嗽

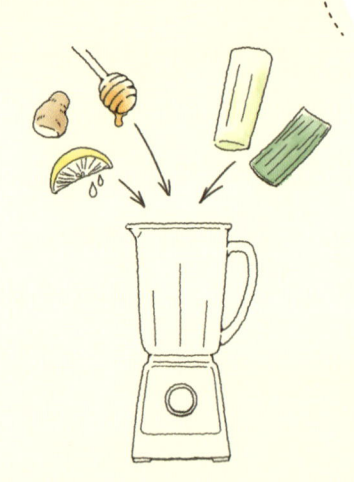

蘆薈汁

在阿育吠陀中，常以蘆薈作為止咳及喉嚨護理的材料。在果汁機中放入1小匙費拉蘆薈果肉、1小匙生蜂蜜、1小匙檸檬汁及200ml的水，若備有薑汁可再加入½小匙，一起攪打均勻後飲用。

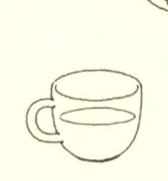

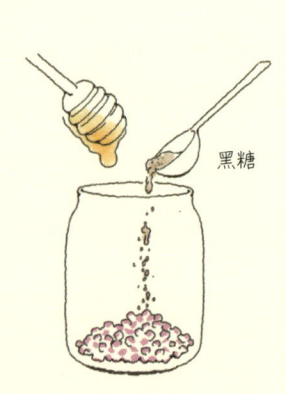

羅勒葡萄乾茶

被譽為「奇蹟草藥」的聖羅勒（印度名＝tulsi）以卓越的療效著稱。聖羅勒亦被視為有益喉嚨保健的香草植物，與能鎮定瓦塔及皮塔的黑葡萄乾的甜味相得益彰。將1小匙乾燥聖羅勒（或約2片新鮮葉片）、1小匙黑葡萄乾（無油）放入茶壺，沖入熱水後悶泡約3分鐘即可飲用。

蜂蜜漬洋蔥

在英國等地，紫洋蔥傳統上被用作止咳藥材。它具有溫暖身體、促進發汗及加速代謝的功效。將½顆紫洋蔥切成細末，撒上1大匙黑糖，待其出水。接著加入生蜂蜜至完全覆蓋。靜置一天，期間偶爾搖晃，待水分充分釋出，將液體過濾出來，每天飲用約2次，每次1茶匙。不過，當喉嚨有灼熱感時，請避免使用此方法。

黑糖

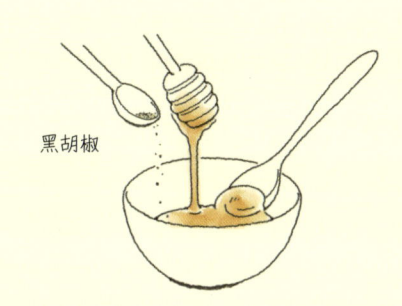

痰液

黑胡椒＋生蜂蜜

黏稠的痰液被認為是由於卡法失調所引起，可使用手邊的材料來緩解痰液問題。將1小匙生蜂蜜與一小撮黑胡椒（也可使用長胡椒）混合均勻，每日含服2次。但當痰液過於黏稠，或是喉嚨有灼熱感時，則不適合使用此方法。

黑胡椒

日常喉嚨護理

用薑黃鹽巴水漱口

在阿育吠陀中，這是一款經典的漱口水。薑黃因具有卓越的抗菌和抗發炎功效，因此被稱為「天然抗生素」。將½小匙薑黃粉和½小匙鹽加入溫水或常溫水中，充分攪拌後，用來漱口並清潔喉嚨。此方法也非常適合在感冒流行的季節使用。

薑黃粉

鹽

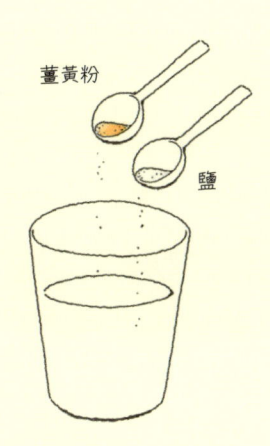

5 喉嚨護理

6

調節
消化
機能

在阿育吠陀中，許多疾病的根源被認為是因未消化的物質「阿瑪」堆積在體內，進而產生毒素所引起。當體內的多沙平衡被破壞，消化功能就無法正常運作，進而陷入多沙失衡的惡性循環。因此，當感到胃部有些不適時，應及早採取行動，可利用香料或香草植物療法來改善。此外，日常飲食中應選擇容易消化的食物，避免一邊進食一邊做其他事情。飲食需細嚼慢嚥，並將每餐控制在七分飽，這些良好的習慣都是維持消化機能正常運作的重要關鍵。

食慾不振

孜然漬薑片

薑能為身體提供熱量與動力,並促進消化;孜然則能活化消化力並保護黏膜。在2～3片薄薑片上,撒一小撮孜然粉與一小撮岩鹽,再淋上1小匙檸檬汁。建議用餐前約20分鐘在口中咀嚼薑片,有助消化。不過當胃部感到疼痛時,應避免使用。

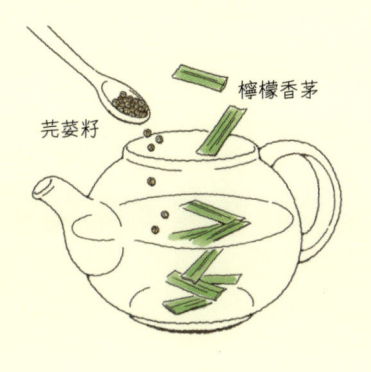

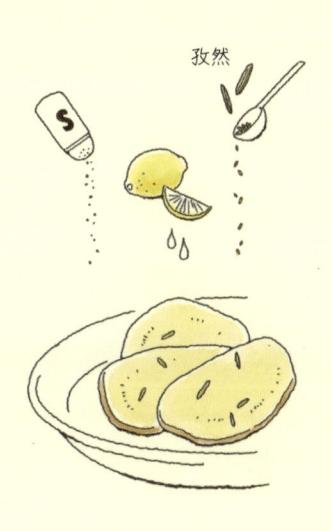

檸檬香茅芫荽籽茶

這款茶能幫助調節胃腸功能,餐前或餐後飲用皆可。將½小匙芫荽籽稍微壓碎,與½小匙乾燥檸檬香茅(或兩段10公分長的新鮮檸檬香茅)混合後,注入200ml的熱水,悶泡約3分鐘後過濾。這款飲品氣味清新,特別適合炎熱季節飲用。

6 調節消化機能

胃部不適

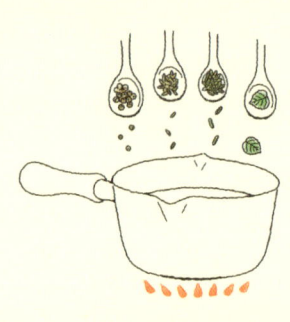

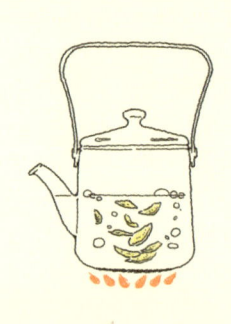

薑茶

將約½大匙的薑絲和400ml的水煮沸後過濾飲用。加入適量砂糖可提升口感，喝起來更順口。當身體感到寒冷、胃腸運作變慢時，可將薑茶裝入保溫瓶隨身攜帶，每日飲用2杯左右。由於薑茶的暖身效果強勁，建議分次少量飲用。

孜然
芫荽籽
茴香籽
薄荷

CCF薄荷茶

CCF是由三種調節消化機能的代表性香料——孜然、芫荽籽、茴香籽（英文字母縮寫，參見33頁）組成的經典調合茶。將上述三種香料各1小匙與400ml的水加入鍋中，煮約5分鐘後，加入1～2片薄荷葉，喝起來更加清爽順口。

胃痛

丁香茶

丁香具有鎮痛和抗發炎作用，並能活化停滯的胃腸運動。對於因胃寒或消化功能變慢而引起的沉重不適感十分有效。只需將一顆丁香加入200ml的水中，煮約3分鐘即可飲用。不過，若為刺痛型的胃痛，或是有打嗝、胃灼熱的情況，應避免飲用。

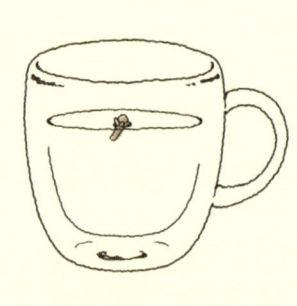

胃灼熱

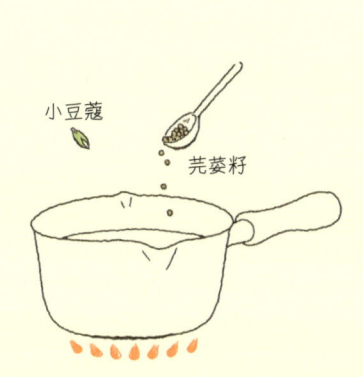

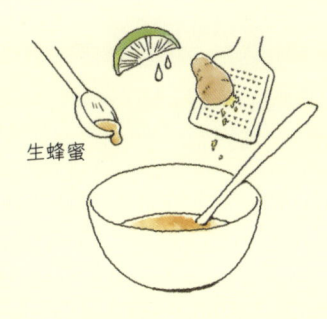

芫荽籽＆小豆蔻茶

當口腔出現酸味或感到胃灼熱時，可嘗試這款茶飲。將½小匙的芫荽籽和1顆劃開切口的小豆蔻，加入200ml水中，煮約5分鐘。建議每日飲用2杯。這2種香料不僅能舒緩胃部炎症，還能促進消化，對胃部具有保護作用。

小豆蔻
芫荽籽

反胃

咀嚼新鮮薄荷葉

生蜂蜜

生蜂蜜＋萊姆＋生薑

萊姆帶有輕微酸味且能抑制皮塔增強，生薑富含薑酚（Gingerol）具有止吐功效。針對因皮塔增強而引起的胃腸不適，可利用這兩樣食材進行食療。將各½小匙的薑泥、萊姆汁和生蜂蜜混合，若有薄荷葉可加入1片，直接飲用即可。

薄荷兼具鎮定、活化與解毒作用，特別適用於緩解皮塔增強時的消化不良、反胃等胃部問題。可直接咀嚼2～3片新鮮薄荷葉，或飲用以乾燥薄荷葉泡製的薄荷茶，皆有效果。

6 調節消化機能

7

調節排泄機能

在阿育吠陀的健康定義中，「老廢物質能適度形成與順利排出」是重要指標之一。觀察自身的排泄物是檢查消化狀態的重要方法之一。此外，先天體質會影響排泄物的特徵，如瓦塔體質容易出現乾硬的糞便，排便不規律；皮塔體質容易軟便，且排便次數較多；卡法體質的糞便往往黏稠，容易有殘便感。老廢物質的滯留可能引發各種身體不適，應透過日常飲食和生活習慣調整，促進老廢物質順暢排出，維持健康狀態。

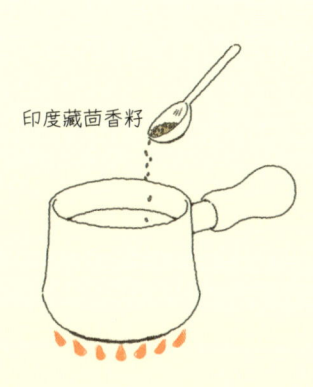

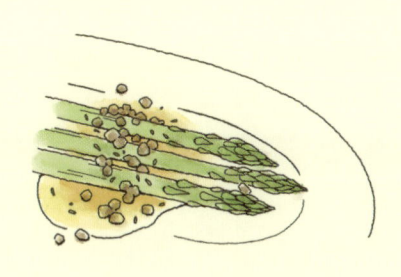

腹部鼓脹、脹氣

印度藏茴香茶

印度藏茴香籽可用於調節瓦塔、消解腹部鼓脹及脹氣。取¼小匙加入200ml的水中，煮約5分鐘。建議每日飲用2杯。針對緩解哮喘及宿醉亦有效果。

印度藏茴香籽

印度藏茴香沙拉醬

舀2大匙印度酥油在鍋中加熱，放入¼小匙印度藏茴香籽及少許同樣具有排除腸內脹氣的香料——阿魏（或蒜泥）拌炒，加入½顆的洋蔥末炒至變軟。關火後，加入1大匙檸檬汁和適量的岩鹽攪拌均勻即完成。這款沙拉醬與具有緩解腹脹功效的蘆筍搭配尤為適合。

阿魏香鬆

這款香鬆可當作藥膳調味料使用，具有亞洲特色風味，與麵類料理搭配尤佳。先將1小匙切碎的薑放入鍋中乾炒，讓水分蒸發。接著加入1小匙孜然籽、½小匙茴香籽、½小匙印度藏茴香籽，再加入少量能抑制腹部鼓脹的阿魏，一同乾炒。冷卻後搗碎，再拌入½小匙的岩鹽即完成。可在飯前搭配熱水服用。

7 調節排泄機能

便祕

瓦塔型便祕

瓦塔具有寒性及乾燥的特質。瓦塔也是掌管大腸的能量，一旦增強，會導致腸內氣體增多，進而引發腹部鼓脹及排便困難，糞便呈現乾燥顆粒狀等問題。

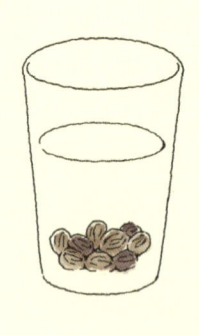

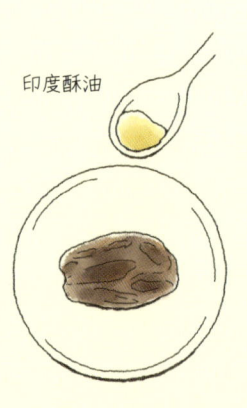

葡萄乾水

黑葡萄乾具有鎮定瓦塔的作用。取約1大匙無油黑葡萄乾，以200ml的水浸泡一晚。除了飲用釋出精華的葡萄乾水，泡軟的葡萄乾也請細細咀嚼食用。消化力不佳時，可用果汁機打成果汁。此外，身體受寒嚴重時也可加熱飲用。

酥油椰棗

印度酥油

椰棗不僅能調節瓦塔與皮塔，還能提升被稱為「奧佳斯」（Ojas）的生命活力，是極佳的食材。若使用質地較硬的椰棗，可先浸泡於水中使其變軟，再搗碎成糊狀。食用時可加少許印度酥油，每天作為點心享用1~2顆，食用時細細咀嚼。

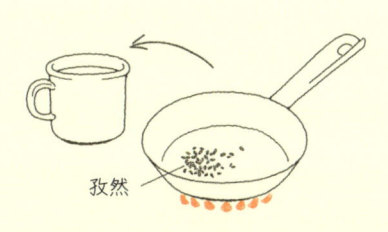

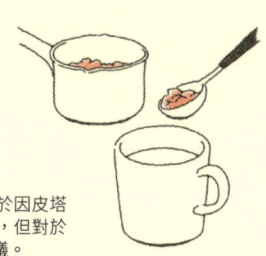

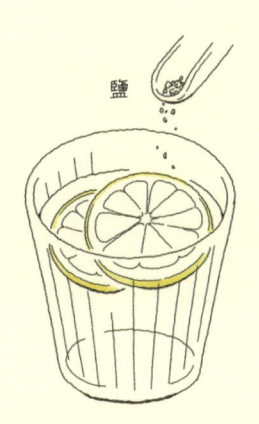

軟便

焦香孜然茶

將孜然炒至焦香製成的茶飲，不僅適合調理軟便，對於腹瀉也有緩解效果。取½小匙的孜然乾炒至焦香，再以200ml的水煮約5分鐘。這款茶的風味類似麥茶，喝起來十分順口。

玫瑰果醬茶

這款茶能平衡皮塔過多的熱。在135ml的水中，加入200ml的乾燥玫瑰花瓣，以慢火煮約10分鐘。加入135ml的砂糖，煮至整鍋顏色變白。最後加入1大匙檸檬汁稍加煮沸。飲用時，取1大匙熱水沖泡即可。

＊編註：玫瑰適用於因皮塔失衡導致的軟便，但對於嚴重腹瀉則不建議。

卡法型便祕

排便時感到黏稠且不順暢，即是卡法與毒素過多的徵兆。此時減少飲食攝取量，並提升身體的排毒能力尤為重要。

早晨的檸檬岩鹽熱飲斷食法

針對卡法型便祕，首要建議是減少食物攝取量。清晨是促進排泄的黃金時段，可在熱水中加入1~2片檸檬片（無農藥檸檬可不削皮）和少許能溫和刺激體內循環的岩鹽，透過飲用促進排毒，同時實踐輕斷食。

7 調節排泄機能

8

關節 護理

皮

隨著年齡增長，關節容易出現不適感。天生屬於瓦塔體質的人，關節本就容易發出咔咔聲，而在阿育吠陀的生命觀中，隨著年齡增長，瓦塔會增加，導致乾燥和寒冷加劇，使關節活動變得困難。

此外，卡法驟增會引起浮腫、體重增加及滯怠感，並容易累積毒素，加重關節負擔。因此，首先應檢視是否能充分消化吸收營養，並重新審視生活習慣。

除了因皮塔體質引起的急性且伴隨熱感的關節問題外，寒冷是關節的大敵。請注意關節周圍部位的保暖，進行適當的護理。

瓦塔型關節護理

瓦塔型的關節問題容易受到年齡和老化的影響，
建議用油滋養體內外，緩解乾燥和寒冷等不適。
除了飲用溫熱的香料茶，
日常進行油推按摩也有助於預防這類問題。

☑ 全身乾燥
☑ 關節經常發出聲響
☑ 寒冷感受加劇

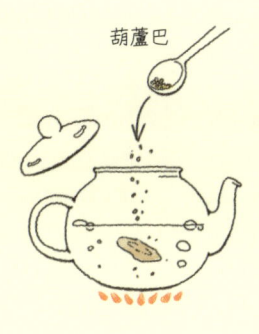

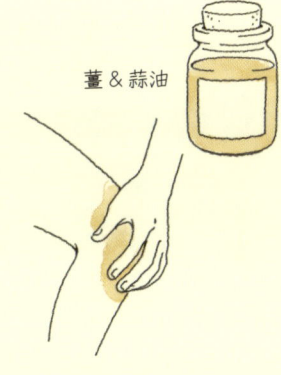

芝麻薑油

薑＆蒜油

萃取能提供熱與滋養的成分，透過按摩讓皮膚吸收。取一小片薑和一瓣大蒜，切碎，用50ml的太白胡麻油以小火煸炒至焦脆後，過濾出油液。將這些油塗抹在感到不適的部位，靜置約30分鐘後沖洗乾淨。不過，由於氣味和刺激性較強，皮膚敏感者應避免使用。

葫蘆巴薑茶

葫蘆巴

葫蘆巴（Fenugreek）具有鎮定瓦塔和卡法的功效。它含有黏滑成分皂苷，具有類似女性荷爾蒙雌激素的作用，對皮膚、頭髮的保養及緩解關節疼痛很有幫助。取¼小匙的葫蘆巴粉和1片乾薑，加入200ml的水中煮沸，過濾後飲用即可。

8 關節護理

皮塔型關節護理

急性疼痛伴隨患部熱感是皮塔型關節問題的典型特徵。
建議使用涼感貼布進行冷敷，以消除過度的熱感。
除了以下介紹的護理方法，
以調製好的芫荽粉濕敷也同樣有效。

- ☑ 急性疼痛
- ☑ 患部紅腫
- ☑ 冷敷後感到舒適

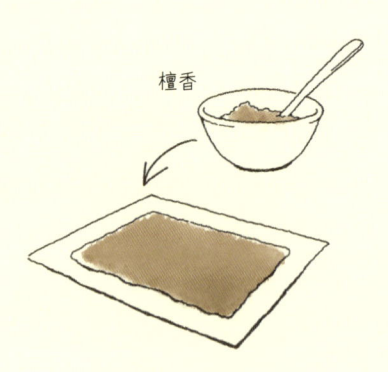

檀香貼布

檀香具有清熱、消炎及鎮靜身心效果。以檀香製作涼感舒適貼布。將少量水加入檀香粉中，調製成較硬的糊狀，均勻塗抹在紗布上，貼於關節處並用保鮮膜覆蓋。靜置約15分鐘後，沖洗乾淨即可。

蘆薈薑黃貼布

治療傷口和燙傷常以費拉蘆薈作為外用藥材，搭配具有抗發炎和鎮痛功效的薑黃，效果更佳。將去皮後的費拉蘆薈壓成糊狀，按6：1的比例混合薑黃粉，塗抹於紗布上，敷在疼痛或發熱的部位，濕敷約15分鐘。

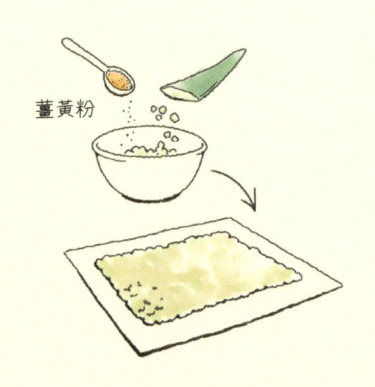

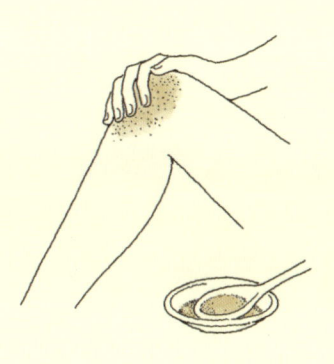

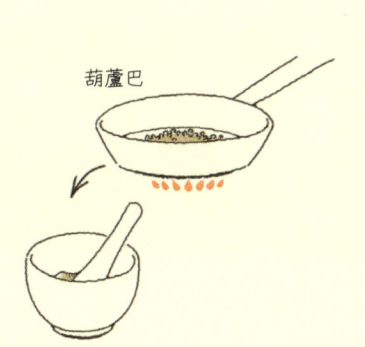

卡法型關節護理

當水的能量過多時，會導致關節的活動受限，
或是周圍出現浮腫、變得僵硬，
這是卡法型關節問題的典型特徵。
建議採取輕盈且溫暖的護理方式舒緩，以達到祛寒效果並減輕沉重感。

- ☑ 患部感覺僵硬
- ☑ 持續有沉甸甸的痛感
- ☑ 腫脹僵硬＋浮腫感

用餘甘子粉按摩

餘甘子在阿育吠陀中的活用性相當高。使用溫熱的粉末進行按摩，有助於改善卡法型的沉重感和寒冷感。如果患部為膝蓋，可以將約2大匙的粉末隔水加熱，撒在患部進行輕柔的按摩。建議護理時在地面鋪上塑膠布或報紙，會比較方便清理。

乾炒葫蘆巴咖啡

關節痛時也能將葫蘆巴製成飲品進行調理。葫蘆巴輕微乾炒後，用磨藥缽或攪拌機磨成粉末。取約¼小匙的粉末，裝進咖啡濾紙中，注入熱水進行滴濾。依口味喜好可加入少許黑糖，為飲品增添類似咖啡的風味，其苦味有助於平衡過多的卡法能量。

葫蘆巴

8 關節護理

9

女性
健康護理

女性荷爾蒙的平衡，會隨著月經週期和年齡增長而波動。這些變化與連結生理問題及更年期症狀的瓦塔能量有關，平時應適當調適壓力並保持生活規律，避免瓦塔失衡。一旦賀爾蒙平衡紊亂，將導致多沙失衡，容易引起身體不適。例如更年期的熱潮紅、經前症候群（PMS）的煩躁情緒等，都是皮塔增強的表現。根據各類型體質及症狀採取相應的護理方式，才能有效調節不平衡的狀態。

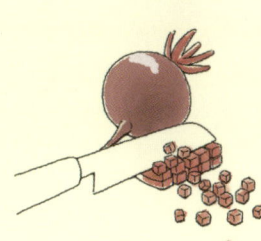

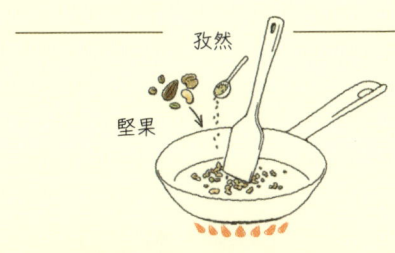

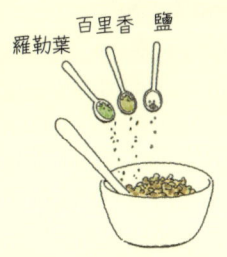

貧血

潘趣堅果

「潘趣」意為數字5，是一款由5種食材製成、能夠促進血液生成的阿育吠陀超級飲品。將5粒杏仁、3粒腰果、5粒葡萄乾、1~2顆椰棗、1粒胡桃浸泡在約100ml的水中一晚，再將杏仁去皮。將堅果和水倒入果汁機中，再加入100ml的牛奶，攪打均勻，完成後倒入鍋中加熱，直接飲用即可。

甜菜根果醬

被稱為「吃了和輸血一樣有效」及「奇蹟蔬菜」的甜菜根，富含鐵質、葉酸等維生素，以及紅色素的抗氧化成分。將1顆甜菜根（約300公克）切成小方塊，加入100公克的糖拌勻，靜置一段時間讓汁液釋放，然後加入1大匙檸檬汁，以小火慢煮。可以直接食用，也可以作為甜點或料理的配料。

香料堅果香鬆

含有豐富鐵質的香草植物和香料混合的香鬆，非常適合搭配沙拉或湯品。取一把喜歡的堅果，加入2小匙孜然炒香，然後用研磨缽搗碎。接著加入2小匙乾燥羅勒葉、2小匙乾燥百里香葉和適量的岩鹽拌勻即可。

生理期不順

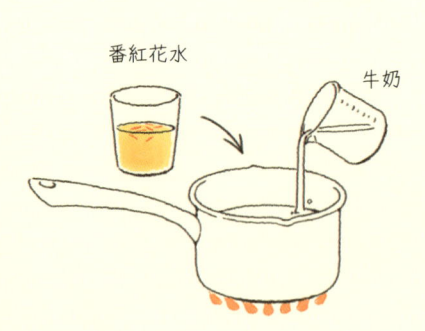

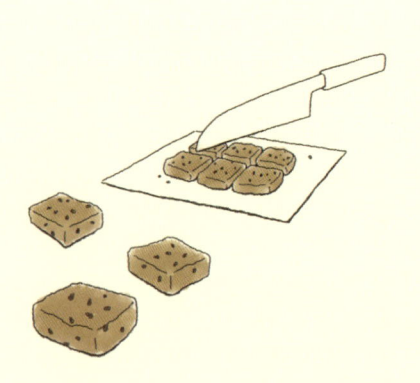

天門冬黑糖印度奶茶

天門冬號稱是「擁有100位丈夫的妻子」*，足以說明它對女性生殖器的修復及滋養強身有很好的功效。尤其是與牛奶一起食用效果最佳，因此非常適合用來調製印度奶茶（Chai）。將½小匙天門冬放入100ml的水中煮5分鐘，再加入100ml的牛奶和1小匙黑糖加熱即可。如果使用天門冬粉，則只需混合即可。

＊編注：象徵具有極高的生育力和繁衍後代的能力。乳癌或子宮肌瘤患者應避免使用天門冬，以免刺激雌激素相關的生長。

番紅花牛奶

番紅花常用於調理生理期不順、生理痛或更年期症狀。取一小撮番紅花，以100ml的水浸泡約30分鐘，加熱，接著與100ml的牛奶倒入鍋中，再添加適量椰棗糖漿增添甜味。溫熱牛奶柔和的甜味，能幫助調節瓦塔紊亂所引起的生理期不順。

黑芝麻黑糖塊

黑芝麻在阿育吠陀中也是滋養強身的食材，能調節瓦塔平衡。搭配富含礦物質的黑糖，能調節瓦塔平衡。取一只小一點的平底鍋，加入2大匙黑芝麻、2大匙黑糖、1大匙水，以最小火加熱，持續攪拌至出現濃稠感。平鋪於烘焙紙上，調整為厚度一致的長方形，趁熱切成小塊即可享用。

更年期的煩惱

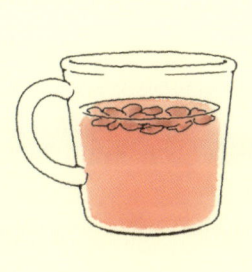

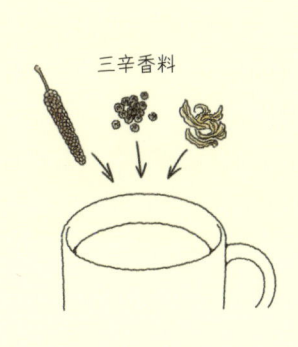

〔不安、焦躁〕椰棗鑲玫瑰

這道甜點除了小豆蔻和玫瑰的風味是絕配之外,也有助於安定情緒,透過甜味和其滋養效果可穩定失衡的瓦塔。取少許乾燥玫瑰花瓣、1大匙壓碎的堅果(烘烤過或在水中浸泡約12小時)、少許小豆蔻及生蜂蜜攪拌均勻,填入椰棗內即可享用。

〔熱潮紅〕玫瑰茶

熱潮紅是瓦塔引起的自律神經失調,進而導致皮塔的火能量過度旺盛的狀態。取1小匙具有鎮定皮塔功效的乾燥玫瑰花瓣,注入200ml的熱水,浸泡3分鐘左右即可飲用。其優雅的香氣也具有鎮定效果。

〔倦怠感、嗜睡〕三辛香料茶

三辛香料

卡法具有沉重且停滯的特性,當其過度增加時,會引發倦怠感和嗜睡。此時,推薦在溫水中加入一小撮由薑、黑胡椒與長胡椒調配而成的「三辛香料」(參見43頁)。其帶有刺鼻辛辣感的配方能賦予熱與動能,幫助減輕卡法的沉重感。

10

浮腫護理

當身體內水分滯留時，雙腿可能腫脹發硬，甚至感到沉重疲憊。所謂的浮腫，其實是血液或體液（如淋巴液）循環不良，導致多餘的水分積聚在細胞間的狀態。

造成浮腫的原因很多，阿育吠陀從體質、環境、飲食等多方面進行觀察，並針對影響水分代謝失衡的因素進行調整。特別是當卡法（水的能量）增加時，身體動能會降低，進而導致體液循環變差。除了改善外在環境，還可透過內在調理，根本解決浮腫問題。

(熱性浮腫)　　　　　　(寒性浮腫)

- ☑ 天氣炎熱時或身體燥熱時浮腫
- ☑ 排汗不順
- ☑ 感到悶熱

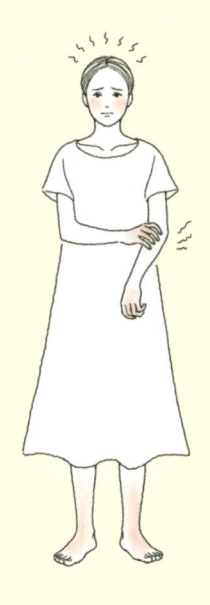

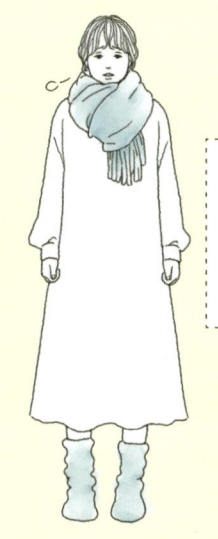

- ☑ 天氣寒冷時或身體受寒時浮腫
- ☑ 膚色蒼白
- ☑ 感到沉重且倦怠

↓　　　　　　　　　　↓

釋放並排出　　　　　保暖
多餘的熱　　　　　　並改善循環

造成浮腫的各種原因

從多沙的影響來說，解決浮腫的對策大致可分為兩種。第一種是針對「寒性浮腫」的護理。當具有寒冷和停滯特質的卡法增強時，體液容易滯留；而當同樣具有寒冷特質的瓦塔失衡時，也會因乾燥或溫差影響導致身體受寒、血流減慢，進而引起浮腫。此時應採取保暖身體、促進循環，同時提升排泄力的護理方式。

第二種是因火能量的皮塔過多所引起的「熱性浮腫」。此類浮腫會導致血液濃稠，並伴隨無法出汗、手腳發熱等症狀，這是體內熱氣分布不均的表現。此時，過度降溫或試圖透過加溫來強迫出汗反而會適得其反。應注重釋放和排出體內積聚的熱氣，以達到改善效果。

10 浮腫護理

寒性浮腫

黑胡椒綠茶

綠茶含鉀和咖啡因，具利尿作用，有助於排出體內多餘水分。其苦味及澀味搭配黑胡椒的辛香，形成雙重效果，可有效減輕增強的卡法。取一小匙綠茶葉，加入2～3粒稍微壓碎的黑胡椒，沖入熱水後悶泡約3分鐘即可飲用。

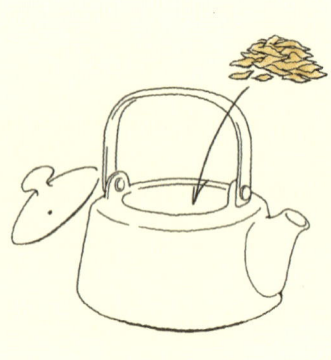

乾薑茶

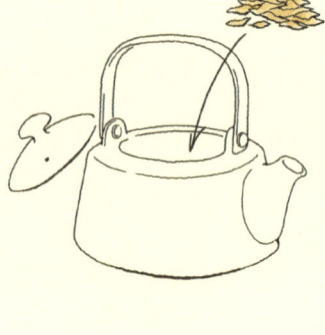

針對由卡法增強所導致的浮腫，給予身體熱能和乾燥的護理特別有效。比起具有高抗菌效果的生薑，更推薦使用溫熱效果出色的乾薑。取1小匙左右的乾薑，沖入400ml的熱水，浸泡約5分鐘即可飲用。

蠶絲手套乾刷按摩

使用蠶絲手套進行乾刷按摩，阿育吠陀中被稱為「加爾沙納」（Garshana），能有效去除卡法的沉重感。按摩時遵循淋巴引流的方向，朝向心臟（身體中心）進行，從下往上逆著毛孔輕輕來回刷拭，發出「沙沙」聲。腹部則以順時針方向按摩。即使只針對膝蓋以下進行護理，也能為雙腿帶來驚人的輕盈感。

熱性浮腫

芫荽籽與檸檬香蜂草茶

以具有鎮定皮塔作用的芫荽籽與檸檬香蜂草為材料，調合出口味清爽的茶飲。取½小匙的芫荽籽，沖入200ml的水，浸泡3分鐘左右。接著加入3片新鮮檸檬香蜂草（若使用乾燥的檸檬香蜂草則取½小匙），悶泡數分鐘。這款茶飲具有出色的排毒效果，能排出體內多餘水分。

冬瓜汁

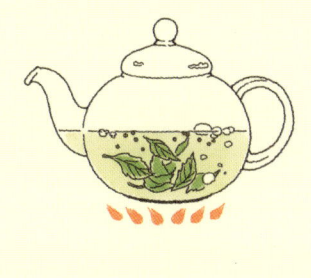

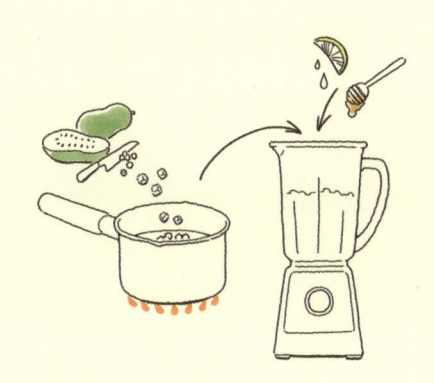

以鎮定皮塔效果聞名的冬瓜，製成口感清爽的美味果汁。冬瓜也富含鉀元素，具有利尿作用。將50公克的冬瓜加進150ml的水中，煮至透明。待冷卻後，倒入果汁機，加入1小匙生蜂蜜和1小匙檸檬汁，攪打均勻。飲用後能清除體內多餘的熱，同時促進水分排出。

用酥油霜進行足底按摩

取1小匙印度酥油放入碗中，將10～20ml的迷迭香純露分次少量加入（加入較多能緩解酥油特有的氣味），一邊用力攪拌使其融合。一開始可能會油水分離，但耐心攪拌至乳白色狀即完成。將其塗抹於足底後休息一下，可有效排出堆積於下肢的熱，改善身體循環。

10 浮腫護理

11

提升睡眠品質

在阿育吠陀中,多沙的平衡也會隨每日時段而變化,因此每個時段都有適合的生活方式(參見19頁)。此外,無論哪一種多沙能量失衡,都可能導致睡眠品質下降。首先,應注意調整基本的生活節奏,例如固定起床時間,放緩腳步度過夜晚時光。

屬於卡法的夜晚時段,建議透過具有舒緩作用的飲品或香氣來放鬆身心,釋放緊張狀態。接下來進入屬於皮塔的深夜時段時,應避免熬夜使大腦過度活躍,最好養成有助於安然入睡的睡前習慣。

助眠糖漿

使用香草植物和香料製作的糖漿，能調節失衡的多沙及鎮定身心。
在睡前約 1 小時服用，能帶來安穩的睡眠。

洋甘菊＋茴香

調合具有穩定自律神經功效的洋甘菊和茴香，製成糖漿。特別適合緩解因皮塔或卡法影響而引起的精神失衡，可使情緒穩定下來。

【材料＆飲用方式】
以約 3:1 的比例在瓶中調合乾燥洋甘菊與茴香籽，倒入足以完全覆蓋材料的生蜂蜜。用煮沸消毒過的湯匙偶爾攪拌，約 3 天後即可飲用。可直接取 1 小匙服用，或以 100ml 常溫水或溫水稀釋飲用。

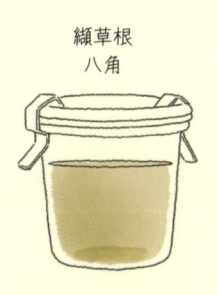

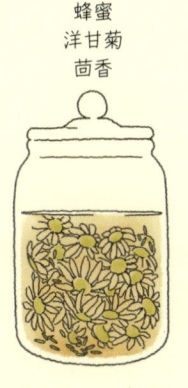

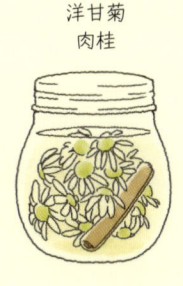

纈草根
八角

蜂蜜
洋甘菊
茴香

糖漿
洋甘菊
肉桂

纈草根＋八角

在歐洲，纈草根自古以來被視為鎮定與促進睡眠的重要藥草，搭配有助於緩解壓力、舒緩煩躁情緒及改善荷爾蒙平衡的八角，製成這款帶有暖身效果的香料風味糖漿。

【材料＆飲用方式】
將 1 大匙纈草根與 1 顆八角放入鍋中，加入 200ml 的水，以小火煮約 7 分鐘。接著加入 2 大匙黑糖，待其融化後，加入 1 大匙檸檬汁，繼續煮 1 分鐘左右即完成。取 1 小匙以熱水稀釋飲用。

洋甘菊＋肉桂

洋甘菊與肉桂製成的飲品是睡前放鬆的良方，能有效鎮定瓦塔，同時洋甘菊具有抗發炎作用，對於平衡皮塔也很有幫助。

【材料＆飲用方式】
以 1 大匙乾燥洋甘菊配 ½ 根肉桂棒的比例，將材料放入瓶中，倒入足以完全覆蓋材料的糖漿（如楓糖漿、椰棗糖漿或孔雀椰子花蜜[Kithul]等）。偶爾用煮沸消毒過的湯匙攪拌，約 3 天後取出肉桂（洋甘菊可留著）。可加入熱牛奶或熱水飲用。

11 提升睡眠品質　　※糖漿可冷藏保存 7 天左右。

睡前飲品

牛奶富含製造「睡眠荷爾蒙」（褪黑激素）所需的蛋白質與色胺酸，能幫助放鬆身心，提升睡眠品質。在睡前飲用溫熱的牛奶飲品，享受愜意的放鬆時光。

肉桂熱牛奶

這款飲品有助於舒緩精神、鎮定與放鬆身心。特別適合平衡失調的瓦塔與皮塔能量。建議在就寢前1小時飲用，效果最佳。

【材料 & 飲用方式】
將牛奶加熱後撒上少許肉桂粉，根據喜好加入蔗糖或黑糖調味即可飲用。

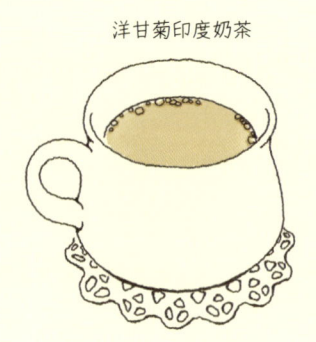

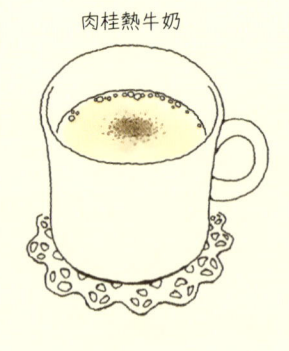

洋甘菊印度奶茶

肉桂熱牛奶

洋甘菊印度奶茶

以舒緩身心緊繃而聞名的洋甘菊，搭配溫熱的牛奶，可帶來安穩的睡眠。

【材料 & 飲用方式】
取1小匙乾燥洋甘菊與¼根肉桂棒，加入100ml的水，小火煮約5分鐘後濾出。加入100ml的牛奶，繼續加熱至溫熱。可依喜好添加甜味（特別適合搭配楓糖漿）。

助眠療法

助眠霜

檀香能有效舒緩神經系統的興奮狀態，對於引發失眠和頭痛的情況尤其有幫助。將檀香粉加少量水調成糊狀，塗抹在太陽穴或額頭，靜置一段時間，同時慢慢調整呼吸節奏。跟隨其香氣進入深層的放鬆狀態。

助眠眼周按摩

在眼瞼與眉間塗抹適量的印度酥油，以指尖緩慢畫圈進行按摩。從阿育吠陀療法的能量觀點來看，從自己視角出發，逆時針方向按摩會更有效。這樣可以更有效釋放身體的力量，緩解身心緊張，幫助進入舒適的睡眠狀態。

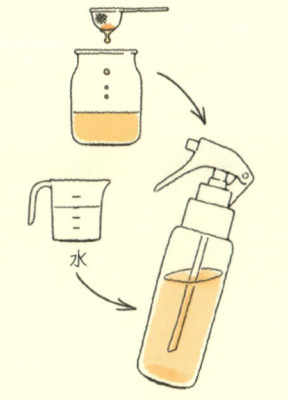

助眠空間噴霧

將華麗香甜的花香噴灑於臥室或枕邊，有助於平衡瓦塔與皮塔，讓身心放鬆。在金木犀（又稱丹桂）盛開的秋季，採摘花朵並鬆散地裝入瓶中，倒入足以覆蓋花朵的高濃度酒精，如伏特加等。每天輕輕搖晃，浸泡約1週後，用蒸餾水稀釋至約10倍即完成。

助眠香包

根據個人喜好，調合薰衣草、洋甘菊、橙皮等材料，製作成香包。在柑橘盛產的季節，使用橘子皮乾燥的陳皮作為配方之一也很不錯。將這些材料放入沖茶袋，置於枕邊，享受其香氣帶來的放鬆效果。

11 提升睡眠品質

12

健康 管理

從阿育吠陀觀點解釋的健康狀態,首先是塑造自身體質的多沙能量,應處於平衡穩定的狀態。多沙的平衡能提升消化力,並在構建體內組織的同時,產生所謂的「奧佳斯」,即生命活力的核心。

多沙能量會受到季節和當下環境的影響而發生變化。特別是在寒冷乾燥、流行感冒肆虐的季節,瓦塔(風)的能量會佔上風。在這樣的情況下,容易引起瓦塔的不穩定,需特別對其進行護理。此外,可以在日常生活中積極融入具有抗菌、抗氧化和增強免疫力效果的香料和香草植物,幫助保持身體的平衡。

預防感冒

薑黃漱口水

在200ml的水中，加入½小匙的薑黃粉及½小匙的岩鹽，調合成具有強效抗菌、消炎作用的漱口水，適合在外出回家後用來進行口腔護理。

在容易乾燥的秋冬季節，建議取1大匙加熱處理過的油（參見22頁）含在口中，在口中輕輕轉動並進行漱口，讓油滲透到黏膜，強化口腔健康並保持濕潤。最後將漱口水吐在紙巾上丟棄即可。

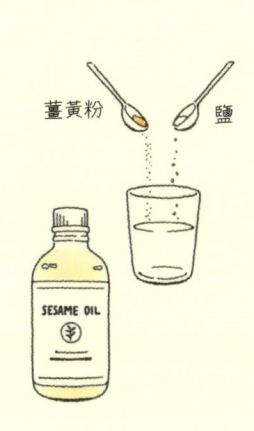

啜飲溫熱白開水

當體內水分不足時，容易引發感冒，因此乾燥對於健康管理來說可謂大敵。保持水分的關鍵在於不要等到口渴才一次性大量飲水，而是應該隨身攜帶裝有溫熱水的保溫瓶，並在一天之中勤於補充水分。這樣才能從內部滋潤並溫暖乾燥的身體。

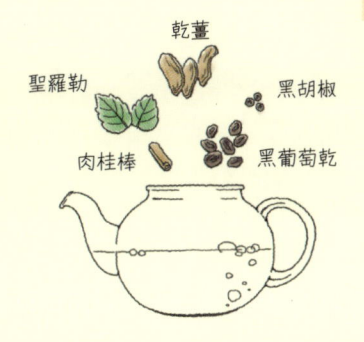

葡萄乾與聖羅勒的茶飲

為了增強免疫力對抗新冠病毒，印度政府傳統醫學部（Ayush）推薦了金黃牛奶（參見78頁薑黃拿鐵）等飲品。金黃牛奶是使用聖羅勒製作的茶飲，微甜易飲。

取黑葡萄乾1小匙、乾燥聖羅勒1小匙（若使用新鮮葉片則取3～5片）、黑胡椒3粒（輕輕壓碎）、肉桂棒¼根、乾薑2～3片，加入400～500ml的水，煮約7分鐘後濾出，可製作出2杯份的茶飲。

日常的健康管理

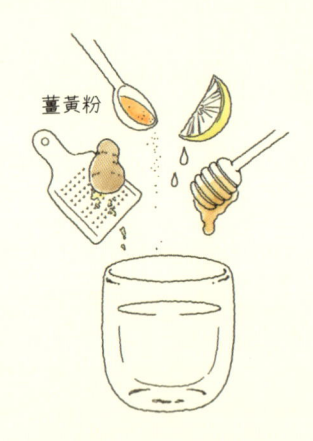

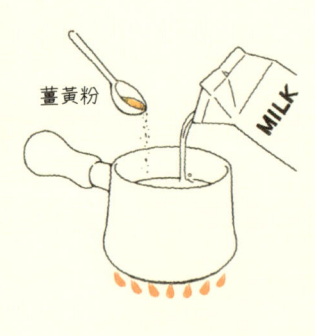

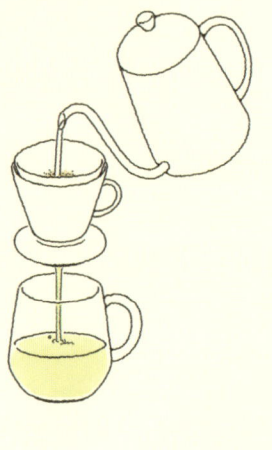

生蜂蜜糖漿

這款香料糖漿結合了具有高抗菌與免疫效果的材料，在感冒流行的季節或秋冬時節非常實用。將50公克生蜂蜜、1大匙薑泥、1小匙薑黃粉，以及½顆檸檬榨出的檸檬汁混合，每日服用2次（在兩餐之間或睡前），每次1小匙直接含服即可。製作好的糖漿可冷藏保存約1週。

薑黃拿鐵

別名「金黃牛奶」的薑黃拿鐵，除了增強免疫力，更以提升睡眠品質的功效聞名。將200ml的水與½小匙薑黃粉用小火加熱約5分鐘，接著加入200ml的牛奶，並加熱至接近沸騰，最後依喜好加入適量糖調味。也可額外加入肉桂粉或薑粉，風味更佳。

餘甘子茶

在阿育吠陀中備受推崇的餘甘子富含耐熱的維生素C和多酚。將½小匙餘甘子粉放入咖啡濾紙中，注入200ml熱水滴濾，製成口感溫和易飲的茶飲。滴濾後剩餘的餘甘子粉還可用於製作面膜或護髮膜，非常實用。

預防感冒的印度奶茶

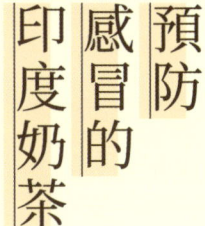

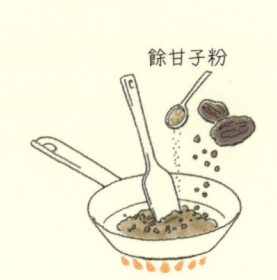

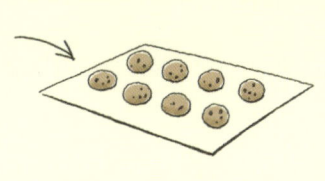

適合在想放鬆片刻、稍作休息時飲用。濃郁柔和的甜味能舒緩瓦塔能量。製作過程中冒出的蒸氣為室內空間帶來濕度，其中夾帶的香料成分可發揮抗菌效果。取自己喜歡的香料（如肉桂棒½根、小豆蔻1粒、丁香1粒、黑胡椒3粒等），加入200ml的水中，煮至水的色澤改變，接著加入2～3小匙紅茶葉，再倒入200ml的牛奶及適量糖即完成。此分量為2～3杯份。

紅茶　糖　MILK　肉桂棒　小豆蔻　丁香　黑胡椒

餘甘子潤喉糖

使用具有免疫和抗發炎作用的餘甘子製成潤喉糖。在口中輕輕含化，能滋潤乾燥的喉嚨。將2大匙黑糖與2大匙水混合，倒入小平底鍋中加熱煮沸，待煮至濃稠後，加入切碎的椰棗2顆、餘甘子粉1大匙及鹽一小撮，繼續煮至質地稍微變硬。用湯匙舀起，滴在鋪好的烘焙紙上，待冷卻開始成形後揉成糖果狀即可。如果不易成形，可先放入冰箱冷藏後再揉圓。

餘甘子粉

當瓦塔能量不穩定時

- ☑ 秋冬、乾燥加劇的時節
- ☑ 手腳冰冷嚴重時
- ☑ 連日生活不規律又繁忙時

蘋果薑汁甘露

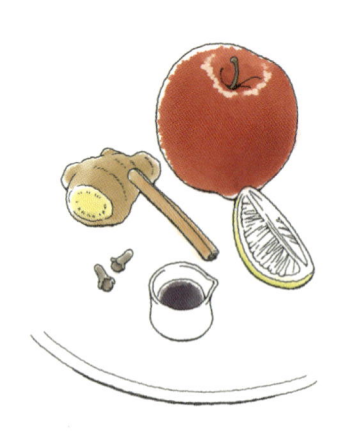

健康管理甘露

Column

cordial

這款蘋果風味甘露（Cordial）帶有溫性香料的獨特氣息，飲用後能讓身體漸漸暖起來且持久舒適。甜味與酸味結合，並加入些許鹹味，能有效平衡瓦塔能量。新鮮蘋果的澀味可能會引起瓦塔失衡，但去皮後加熱即可安心使用。此外，稍具黏稠感且屬於厚重性質的椰棗糖漿，也能中和瓦塔的輕盈特性。

【材料與製作方式】準備1顆中等大小的去皮蘋果、30公克切薄的薑片，撒上30公克的糖和一小撮岩鹽。靜置約30分鐘待水分釋出，在鍋中加入30ml椰棗糖漿（或5顆壓碎的椰棗）、1根肉桂棒、1粒丁香和200ml的水加熱。待沸騰後，轉小火煮約15分鐘，期間偶爾攪拌，如水分過少可適量補充。熄火前加入2大匙檸檬汁。過濾時輕輕擠壓，將液體充分濾出。濾渣可用於製作醬汁，為料理增添美味。

*甘露與熱水以1:1的比例混合，每次的飲用量約烈酒杯1杯。

*濃度可依個人口味調整。可稀釋成類似果汁的濃度，或加氣泡水，風味同樣出色。

*建議冷藏保存，並於3～4日內飲用完畢。如需延長保存期限，可適量增加糖的用量。

當卡法能量不穩定時

☑ 晚冬或早春
☑ 睡意濃烈時或容易浮腫的時節
☑ 生活一成不變時

葡萄柚薑汁甘露

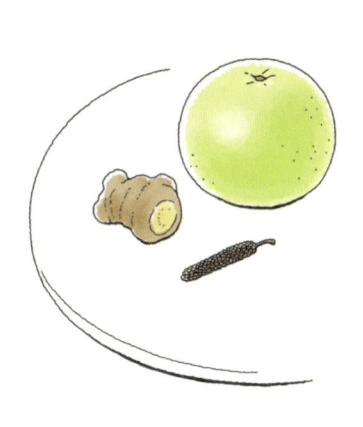

這是一款集結苦味、澀味與辛味，用以調節卡法能量的刺激性甘露。其風味能讓人神清氣爽、促進血液循環，使身體溫暖並充滿活力。同時，葡萄柚的香氣能帶來幸福感，有助於排出體內多餘水分，緩解因卡法增強而引起的浮腫，也具排毒效果。若想降低澀味，可去除薄皮。

【材料與製作方式】將一顆葡萄柚（保留薄皮）切成小塊，與30公克切薄片的薑混合後，撒上50公克的糖，靜置約30分鐘待其出水。將材料與一根壓碎的長胡椒、200ml的水一起放入鍋中加熱。煮沸後轉小火，期間偶爾攪拌，若水分蒸發過多可適量補充，持續煮約15分鐘。過濾時輕輕擠壓，將液體充分濾出。

當皮塔能量不穩定時

☑ 初夏、炎熱時節
☑ 肌膚經常出現泛紅問題時
☑ 代辦事項做不完時

草莓葡萄乾甘露

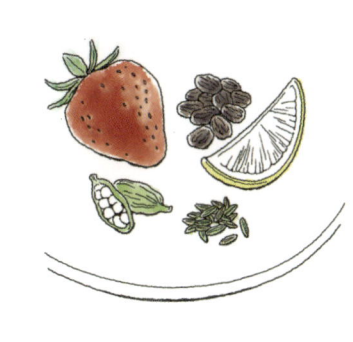

初夏盛產的莓果類及葡萄乾都是調節皮塔的理想水果。在不易買到草莓的季節，也可以使用覆盆子或藍莓等替代。這款甘露在水果風味中融入清新的香料，尾韻帶有一絲微澀感，入口後清爽宜人，是放鬆時的絕佳飲品。

【材料與製作方式】取20顆小草莓（約200公克）粗略切塊，與約20粒葡萄乾（若為大粒葡萄乾則先撕碎）及30公克糖混合均勻，靜置約30分鐘待其出水。接著將材料與1粒稍微壓碎的小荳蔻、½小匙茴香籽及100ml的水一起放入鍋中加熱。煮沸後轉小火，期間偶爾攪拌，若水分蒸發過多可適量補充，繼續煮約15分鐘。熄火前加入1大匙檸檬汁，並將果肉輕輕壓碎即完成。

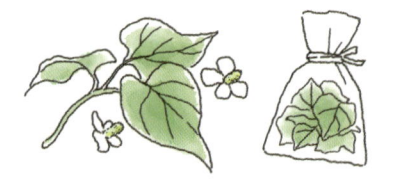

身體、肌膚與頭髮保養

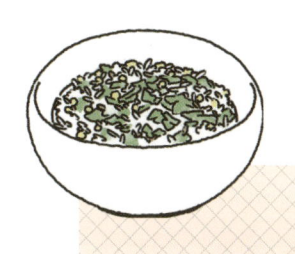

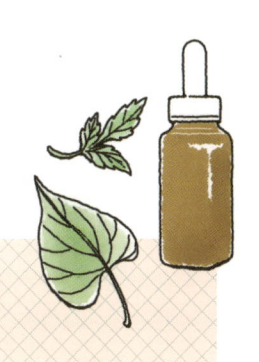

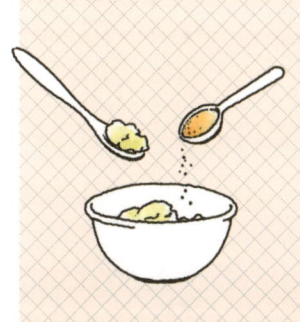

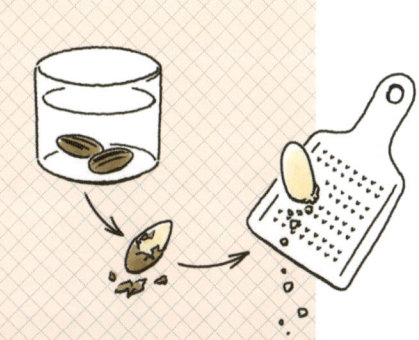

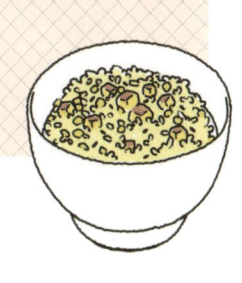

Chapter 2

活用廚房裡的天然材料，溫柔舒心地實踐自我照顧

肌

膚與頭髮如同氣壓計，是反映當下身體狀況的重要指標。我們的身體和心理狀態每天就像天氣一樣不斷變化，肌膚與頭髮也不例外。

來自身體內部的不適徵兆往往較難察覺，但身體外部的變化，尤其是肌膚，則最為明顯。例如，若肌膚開始變得乾燥，可能是屬於乾燥特質的瓦塔能量增強的跡象。在阿育吠陀中，會透過這樣的方式綜合判斷當下的身體狀態。

透過每天觀察與觸摸肌膚，養成健康檢查的習慣，能幫助我們更懂得察覺自身變化。想要從內在到外在，打造健康、充滿活力又美麗的方法，一定能在這些觀察中找到答案。

此外，阿育吠陀還有許多利用身邊安心食材進行外在護理的方法。使用天然的食材、香草植物或香料製成的肌膚與頭髮保養品，即使在技術發達的現代，仍深受印度女性的喜愛。

實際使用後，許多人都對其溫和質地及效果感到驚艷，這是化學合成的化妝品無法比擬的。特別是隨著年齡增長，更能體會到這些天然護理所帶來的舒適感，因此選擇長期使用的人也越來越多。

不過，由於使用感受因人而異，建議初次嘗試時，先進行皮膚測試（參見24頁）。傾聽自己身體當下的需求，善用身邊的天然材料來調整身心，將這些護理方法融入日常，成為真正適合自己的生活習慣。

1

身體護理

在印度哲學中，身體被視為「靈魂的載體」。透過身體，靈魂（＝自我的本質）能夠體驗多樣的人生經歷，並從中成長。因此，珍視並妥善保養這具載體，是生活中極為重要的一環。特別是身體的表層，最容易受到外界環境的影響，保持皮膚處於舒適狀態，是日常護理的核心所在。

皮膚與五感中的觸覺密切相關，在阿育吠陀理論中，皮膚對應瓦塔能量。透過舒適而溫和的自我按摩，不僅能溫柔對待自己，還能平衡瓦塔能量，讓心靈更加穩定。同時，這種自我呵護的方式也有助於提升自我肯定感。

瓦塔型身體護理

瓦塔具有乾燥、寒冷、輕盈等特徵。
透過具有保濕、保暖效果，及厚重濃郁質地等相反性質的材料進行護理，有助恢復平衡。

芝麻油乳霜

芝麻油非常適合用來調節瓦塔的平衡，不過由於其滲透率高，在乾燥的寒冬時節，可能會導致肌膚表面乾燥。可以與濃郁且質地像奶油一樣的油脂混合在一起使用，彷彿為肌膚塗上一層保護膜，能有效防止乾燥。

【材料＆使用方式】將10ml的芝麻油與隔水加熱軟化的15公克乳木果油或可可脂均勻混合。也很適合於油壓按摩後使用。

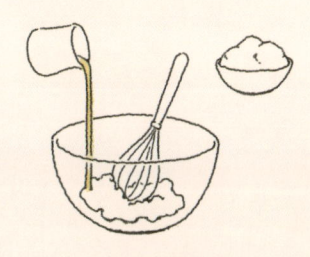

- ☑ 肌膚泛黃
- ☑ 因乾燥而感到不適
- ☑ 指甲邊緣乾裂
- ☑ 血管清晰可見
- ☑ 容易發冷

用芝麻油按摩＋入浴

寒冷、乾燥情況嚴重的瓦塔型體質，最適合利用具有極佳保濕效果的芝麻油進行按摩，讓其滲透到體內，充分獲得滋潤。使用加熱處理過的太白胡麻油（參見22頁），從心臟開始朝身體外側仔細塗抹按摩。如果沒有充裕的時間，僅針對頭部、耳朵、足部三處也可以。

雖然說早上進行較為理想，但睡前進行也很適合。為了提升吸收效果，按摩後可以透過泡澡或使用熱毛巾進行加熱。緩緩地按摩，細心呵護身體，有助於平衡瓦塔能量。

1 身體護理

皮塔型身體護理

熱氣聚積在體內導致肌膚敏感、發癢的皮塔型體質。
應留心減少刺激,巧妙地降溫調節,並適度保濕。

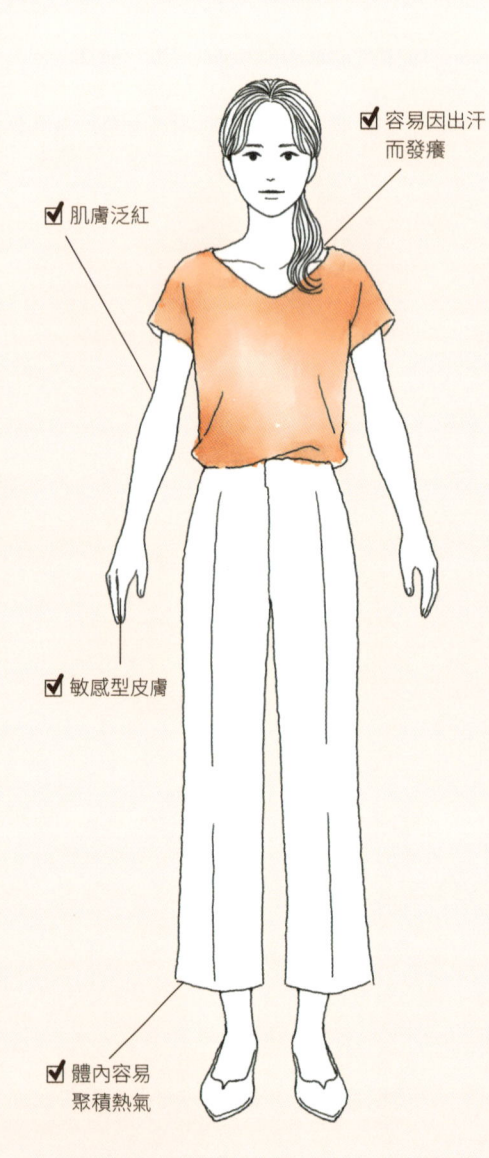

- ☑ 容易因出汗而發癢
- ☑ 肌膚泛紅
- ☑ 敏感型皮膚
- ☑ 體內容易聚積熱氣

椰子油蜜

能在補充肌膚水分的同時降溫,適合在夏天進行的護理法。使用後肌膚表面清爽,但仍能保持滋潤柔嫩的狀態。

【材料&使用方式】以4:1的比例調合椰子油與生蜂蜜(可加入適量蘆薈泥,增強美膚與修護效果)。將材料混合均勻後塗抹全身,輕柔按摩並靜置約15分鐘,再以溫水沖洗即可。

草本純露

草本純露雖然適合容易聚積熱氣的皮塔型體質,不過直接使用容易導致乾燥。加入油脂與生蜂蜜後,能為肌膚帶來滋潤。適合皮塔的草本純露包括玫瑰、月桃、橙花等,皆有助於鎮定肌膚。

【材料&使用方式】將200ml的草本純露與1/4小匙的油脂(推薦使用甜杏仁油、摩洛哥堅果油或荷荷巴油等)、1/4小匙的生蜂蜜混合均勻,裝入噴霧瓶內即可。使用前應充分搖勻。

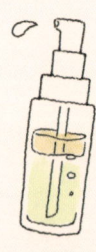

卡法型身體護理

皮膚較為厚實且強韌的類型，但需注意寒冷與黏膩感。
平時應留意保持身體溫暖並促進血液循環，同時去除沉重感，讓肌膚恢復活力。

- ☑ 頭髮扁塌黏膩
- ☑ 肌膚粗糙
- ☑ 容易浮腫
- ☑ 因寒冷而感到不適

礦物泥乳霜

使用具有適度保濕力的白色系礦物泥，製作出質地清爽輕盈的全身乳霜，油性肌膚用起來特別舒適。

【材料&使用方式】
取5公克的白高嶺土（White kaolin）混合20ml自己喜歡的草本純露；另將15ml的荷荷巴油與2公克蜜蠟混合。將兩組材料分別以隔水加熱的方式加熱至相同溫度，再將所有材料混合，攪拌均勻即可使用。

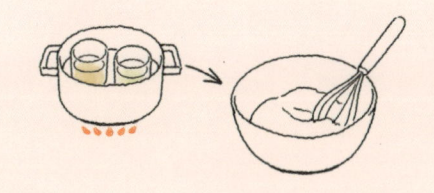

乾刷

乾刷（參見70頁）是一種「使用與人類皮膚的氨基酸結構相似」的蠶絲手套進行的按摩手法。這種技術可以在不對皮膚造成負擔的情況下，促進新陳代謝，並有助於去除屬於卡法體質的「沉重感」。從下往上逆著毛孔輕輕來回刷拭，並朝著心臟（身體中心）進行。動作輕快按摩全身，讓手套發出「沙沙」聲音。胸口和背部可來回按摩至感到舒適。腹部則以順時針方向畫圈。按摩時不要過度用力，輕柔滑動雙手，使全身感受到輕盈舒適的觸感，是這項護理法的重點。

1 身體護理

2 排毒與減重

> 過

度節食會對身體造成很大的負擔，也可能容易復胖。針對這一點，阿育吠陀排毒療法中所提倡的豆類粥「奇曲里」（Khichidi）是值得推薦的良方。

其中，綠豆仁（Moong dal，「dal」意為去殼豆）是特別值得推薦的食材，不僅易消化且營養豐富，還能帶來飽足感，非常適合作為減重代餐。

這個單元介紹三種體質適合搭配的食材與香料食譜。將一天之中包含晚餐在內的1～2餐改為這道奇曲里或是湯品，並用心品味、專心進食，是進一步提升效果的關鍵。

for Vata
（ 瓦塔型排毒&減重良方 ）

- ☑ 情緒不穩定
- ☑ 心神不寧
- ☑ 皮膚乾燥

鬆軟香甜的地瓜具有鎮定瓦塔的效果。至於容易導致脹氣的豆類則最好減量使用。此外，帶有黏性與口感飽滿的日本米也很適合瓦塔體質食用。

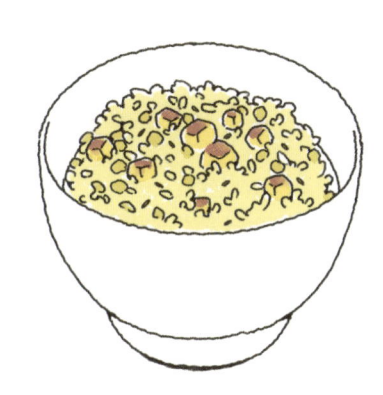

Recipe
地瓜堅果排毒奇曲里

| 材料（2人份） |

綠豆仁⋯¼杯
米⋯½杯
地瓜（切成小方塊）⋯½杯
腰果（可有可無）⋯5～6粒

A
- 薑（切碎）⋯1小匙
- 孜然籽⋯1小匙
- 印度藏茴香籽⋯½小匙
- 肉桂棒⋯½根

B
- 薑黃粉⋯¼小匙
- 阿魏⋯少許

印度酥油⋯2小匙
鹽⋯約¼小匙
檸檬汁（依喜好）⋯適量
水⋯800ml

| 作法 |

1 將米和綠豆仁洗淨，瀝乾備用。

2 在鍋中加熱酥油，加入**A**的香料翻炒，待香氣散出後，加入**B**的粉末香料拌炒均勻。隨後加入作法1的米和綠豆仁，繼續翻炒。

3 加入適量的水和鹽，以中小火煮約20分鐘。接著加入地瓜和腰果，期間若鍋中水量減少，需適量補水，直至煮成粥狀。

4 最後視口味加鹽調味，盛入碗中。依喜好淋上一點檸檬汁增添風味。

for Pitta

皮塔型排毒&減重良方

- ☑ 肚子餓時會感到煩躁
- ☑ 空腹容易胃痛
- ☑ 空腹容易頭痛

加一點葡萄乾，作為能夠平衡皮塔的甜味食材。芫荽籽與椰子也能為皮塔的熱帶來冷卻效果。最後擺上多一點的香菜葉作為裝飾的配料更佳。

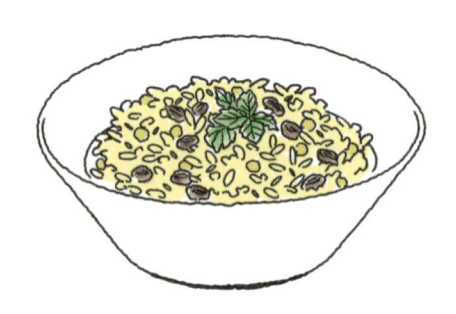

Recipe
椰子排毒奇曲里

| 材料（2人份） |

綠豆仁…½杯
印度香米（Basmati）…½杯
葡萄乾…約15粒
椰蓉…1大匙
香菜…適量

A
　薑（切碎）…1小匙
　芫荽籽…1小匙
　孜然籽…1小匙
　小豆蔻…2粒

B
　阿魏…少許
　薑黃粉…¼小匙

印度酥油…2小匙
鹽…約¼小匙
水…800ml

| 作法 |

1 將印度香米和綠豆仁洗淨，瀝乾備用。

2 在鍋中加熱酥油，加入A的香料翻炒，待香氣散出後，加入B的粉末香料拌炒均勻。隨後加入作法1的米和綠豆仁，繼續翻炒。

3 加入水和鹽，以中小火煮約20分鐘。期間若水分減少，需隨時補充，直至煮成粥狀。

4 加入葡萄乾和椰蓉，繼續煮至食材變軟並充分融合。

5 最後視口味加鹽調味，盛入碗中，撒上撕碎的香菜葉即完成。

for Kapha

卡法型排毒&減重良方

- ☑ 感到無精打采
- ☑ 白天也嗜睡
- ☑ 沒有幹勁

為減輕卡法的沉重感，可減少米的用量並加入雜穀，再增添一些帶苦味的蔬菜。由於其寒冷的特性，應添加具有溫暖效果的香料，或是刺激的辛辣味也可以。

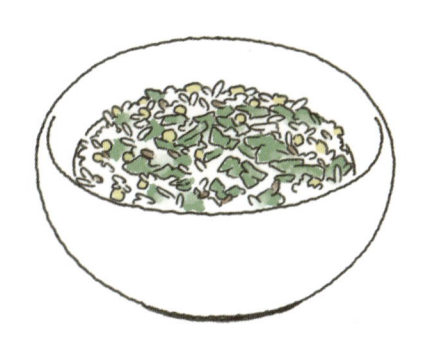

Recipe
菠菜排毒奇曲里

| 材料（2人份） |

綠豆仁⋯½杯
印度香米⋯¼杯
雜穀類（種類依喜好）⋯¼杯
菠菜⋯1束（約50公克）
A ┃ 薑（切碎）⋯½大匙
　┃ 孜然籽⋯1小匙
　┃ 長胡椒（切碎）⋯1根
　┃ （或黑胡椒⋯5粒）
B ┃ 阿魏⋯少許
　┃ 薑黃粉⋯½小匙
葵花油⋯2小匙
鹽⋯約¼小匙
水⋯800ml

| 作法 |

1 將印度香米、雜穀和綠豆仁洗淨，瀝乾備用。

2 在鍋中加熱油，加入 **A** 的香料翻炒，待香氣散出後，加入 **B** 的粉末香料拌炒均勻。隨後加入作法1的米、雜穀和綠豆仁，繼續翻炒。

3 加入水和鹽，以中小火煮約20分鐘。期間若水分減少，需隨時補充，直至煮成粥狀。

4 加入切碎的菠菜，再煮5分鐘，視口味加鹽調味即完成。

※在卡法容易劇增的早春時節，可將帶苦味的蜂斗菜芽等山菜切碎，與菠菜一起加入也很美味。

2 排毒與減重

3

肌膚 護理

要 維持肌膚健康，體內的多沙能量需要保持平衡，才能夠充分消化、吸收營養，並將之送往全身各個部位。同時，皮膚是直接接觸外界刺激的部分，也會將外部的問題反映到體內，進而影響身心的多沙平衡。例如，皮膚乾燥會使瓦塔失衡，並帶來焦慮感；而日晒引起的皮塔劇增，則會使人感到煩躁……。因此，阿育吠陀強調，進行預防性的肌膚護理是首要之務。肌膚發生問題時，應盡早從根本原因入手進行調理。

乾燥、發癢

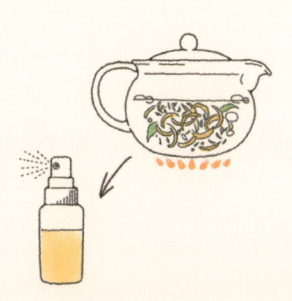

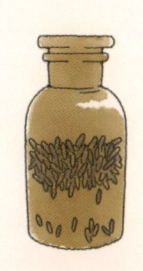

薰衣草浸泡油

浸泡油能將植物的有效成分萃取出來。將乾燥薰衣草放入瓶中，注入2倍高度的荷荷巴油，浸泡2週以上。薰衣草浸泡油能緩解皮膚炎症，其香氣也具有放鬆效果。此外，也推薦加入能抒解皮膚問題的金盞花，以及使皮膚光滑的茴香籽等，製作成調合浸泡油。

金盞花噴霧

金盞花具有修復和保護皮膚的功能，適用於皮膚粗糙、濕疹的護理，甚至是嬰兒的皮膚保養。加入能緩解搔癢的蕁麻葉，以及能抑制濕疹或紅腫的芫荽籽也很適合。取1小匙調合好的材料，用200ml的蒸餾水煮約5分鐘，冷卻後過濾，倒入噴霧瓶中。需要時可以直接噴灑在患處。

汗疹

印度楝樹修護霜

印度是阿育吠陀的發源地。在當地，印度楝樹也被稱為「村裡的藥局」。它具有出色的抗發炎、抗菌作用，對於鎮定和修復如痤瘡、濕疹等皮膚問題非常有效。取一小匙粉末，加少許水調合成糊狀，塗抹在皮膚上。

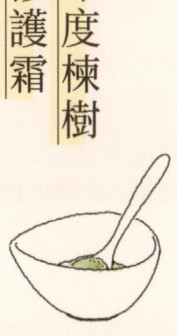

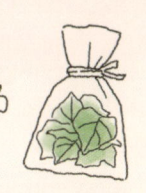

魚腥草入浴劑

魚腥草自古以來就被用來舒緩肌膚問題。取一把新鮮或乾燥的魚腥草葉，放入沖茶袋等小袋子中，在浴缸泡熱水澡時使用。魚腥草具有強效的抗菌力，同時也能促進肌膚的新陳代謝，是一款非常適合在炎熱季節使用的草本入浴劑。

角質

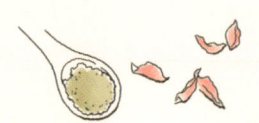

椰子糖身體磨砂膏

- ☑ 特別適合用於皮塔能量的護理
- ☑ 在夏季能幫助身體降溫

　糖具有冷性的特質，不像鹽一樣會讓身體升溫，因此特別適合炎熱季節使用。使用富含礦物質的椰糖，能讓磨砂膏在肌膚上的觸感更加柔和舒適。

【材料與製作方式】
取1大匙糖（椰糖尤佳）磨細，加入½小匙乾燥玫瑰花瓣或玫瑰花粉研磨，混合均勻。再加入1大匙椰子油攪拌均勻即可使用。

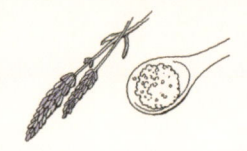

薰衣草沐浴鹽

- ☑ 特別適合用於瓦塔能量的護理
- ☑ 特別適合用於腳後跟和腿部

　沐浴鹽具有溫暖身體和促進血液循環的效果，非常適合用來護理瓦塔體質因寒冷和乾燥引起的肌膚粗糙問題。加入搗碎的薰衣草，不僅能讓觸感更柔和，還能通過香氣帶來放鬆效果。

【材料與製作方式】
將2大匙鹽、½大匙乾燥薰衣草、1大匙荷荷巴油或甜杏仁油放入磨藥缽中，充分研磨並混合均勻即可使用。

鷹嘴豆玫瑰磨砂膏

- ☑ 適合肌膚敏感時使用
- ☑ 全身皆可使用

　鷹嘴豆粉也稱為貝桑粉，在印度廣泛用於製作肥皂或臉部磨砂膏。鷹嘴豆粉能有效調理膚質，使肌膚柔軟細緻，並具有美白和收縮毛孔的功效，適合各種膚質使用。

【材料與製作方式】
將2大匙鷹嘴豆粉和1大匙玫瑰花粉混合後，分次少量加水，攪拌至糊狀。將混合物塗抹於沾濕的肌膚上，輕輕按摩後以清水沖洗乾淨即可。

咖啡橙皮磨砂膏

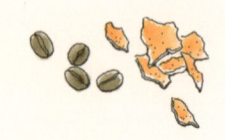

- ☑ 特別適合用於卡法能量的護理
- ☑ 能有效去除多餘皮脂

　這款咖啡磨砂膏很適合油性膚質或卡法體質者。作為漢方藥材的「陳皮」可自製，只要將無農藥的橘子皮進行乾燥即可。它能溫和去除多餘皮脂和老廢角質，使肌膚清爽柔滑。

【材料與製作方式】
將陳皮（乾燥橘子皮）以磨藥缽磨碎後取1大匙，加入1大匙咖啡渣與1大匙偏好的植物油，充分攪拌均勻即可使用。

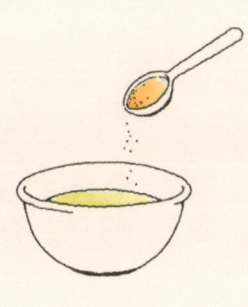

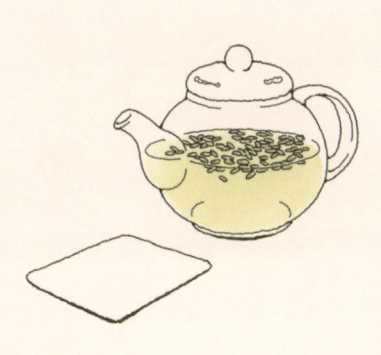

晒傷

蘆薈椰子油

蘆薈以修復日晒或燙傷效果聞名。阿育吠陀中常用的品種費拉蘆薈與具有冷卻效果的椰子油，混合後可當作護膚面膜使用。將去皮後壓成泥狀的費拉蘆薈與等量的椰子油混合，塗抹於肌膚上。靜置片刻（肌膚耐受性佳者可敷15～30分鐘），最後以清水沖洗乾淨即可。

薑黃酥油護膚霜

具有降溫消炎效果的印度酥油，搭配有鎮痛作用的薑黃所製成的護膚霜，不僅適合用於晒後修復，也能緩解肌膚粗糙、痤瘡、輕度燙傷，還能作為忙完家務後的護手霜。將30ml的酥油隔水加熱至融化，加入1小匙薑黃粉，攪拌約5分鐘。雖然粉末會沉澱，不過直接放涼後冷藏保存即可使用。

薰衣草茶濕敷

薰衣草以出色的鎮定、再生與修復功效著稱。這款有降溫效果又滋潤的濕敷面膜，特別適合用於臉部、身體，尤其是不小心晒傷的頸胸部位。將1小匙乾燥薰衣草加入200ml的水煮成薰衣草茶，待冷卻後用其浸濕化妝棉，敷在晒傷的肌膚上即可。

3 肌膚護理

輕微割傷

薑黃膏

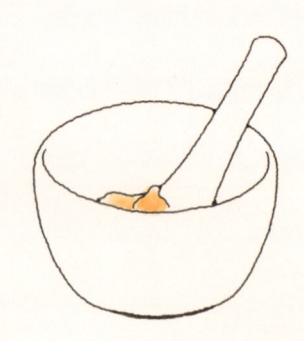

薑黃粉加入少量水調製成糊狀，直接敷在傷口上，或在傷口上輕撒一些薑黃粉也可以。薑黃具有很好的止血效果，若有輕微滲血，可以敷在傷口上一段時間。此外，薑黃還具有抗發炎和鎮痛的作用，能有效減輕傷口的刺痛感。

撞傷腫脹

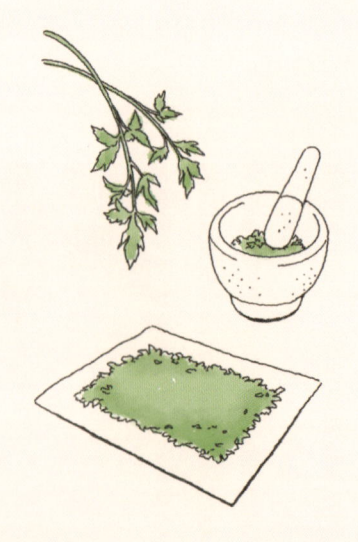

香菜糊貼布

將新鮮香菜與少量水搗成糊狀，取適量塗抹於棉片上，然後將棉片敷於腫脹部位，靜置一段時間。可以有效為患部降溫，緩解因撞擊引起的疼痛與瘀傷，並減輕發炎反應。

蚊蟲叮咬

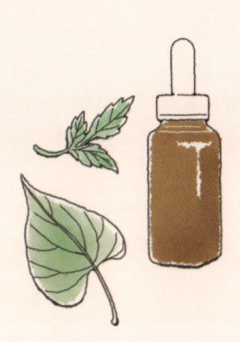

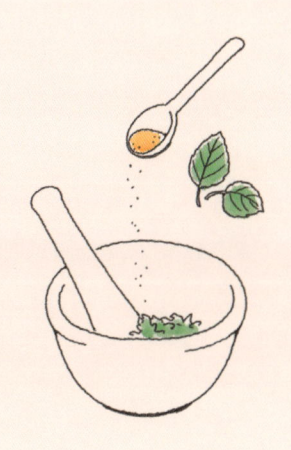

魚腥草與艾草酊劑

這款酊劑萃取自具有高抗菌和抗發炎效果的魚腥草，以及能緩解搔癢感的艾草。準備新鮮或乾燥的魚腥草和艾草放入瓶中，倒入無水酒精至完全覆蓋葉片，浸泡約2週後取出葉片。當蚊蟲叮咬引起搔癢時，塗抹此酊劑即可迅速緩解不適。

薄荷薑黃止癢膏

取5片具有鎮定和解毒功效的新鮮薄荷葉，與½小匙抗發炎的薑黃粉混合並研磨成糊狀，塗抹在蚊蟲叮咬處並靜置一段時間。敷料乾燥的過程中，搔癢感會逐漸緩解。薄荷也可以用聖羅勒替代。

薰衣草修護霜

這是一款非常適合隨身攜帶的修護霜，能快速緩解蚊蟲叮咬或其他搔癢不適。將20ml的薰衣草浸泡油（參見95頁）與3公克蜜蠟放入容器中，以隔水加熱的方式加熱至蜜蠟完全融化，隨後從熱源移開，滴入2～3滴精油（建議使用尤加利、天竺葵或茶樹等），並充分混合均勻。趁尚未凝固前倒入盒中保存。

3 肌膚護理

4 臉部與頸胸部護理

肌

膚每天都在變化。進行保養時，應根據身體需求調配香料，觀察當日肌膚的色澤與質感變化，調整適合當下肌膚狀態的護膚方式，或者試著享受自製與調配化妝品的樂趣。觀察肌膚的過程，還有助於發現適合自身多沙平衡的生活習慣。

臉部是最容易吸引他人目光的部位。保持肌膚的良好狀態，不僅能讓表情更加自在，也能自信展現真實的自己，讓溝通更順暢。

依肌膚狀態分類　肌膚護理的重點

	瓦塔 過強時	皮塔 過強時	卡法 過強時
	☑ 皮膚乾燥 ☑ 肌膚缺乏光澤 ☑ 膚色黯淡＋氣色不佳 由於忙碌或睡眠不足等因素，使瓦塔的乾燥與寒冷特質加重。此時容易加速老化，建議著重於抗老與保濕護理。	☑ 混合性肌膚 ☑ 泛紅、發癢 ☑ 容易敏感 體內熱氣過多時，肌膚不但乾燥還會出油，且更加敏感。此時應選擇低刺激性的護膚產品，並加強保濕。	☑ 角質層較厚 ☑ 出油明顯 ☑ 肌膚鬆弛 雖然肌膚水分充足且耐受性強，但過多角質堆積會使肌膚僵硬、暗沉。可透過表情肌肉訓練來改善膚況。
洗臉	推薦使用富含乳木果油、可可脂等高保濕成分、使用起來溫和舒適的滋潤型肥皂。或是含有米糠的製品。	推薦使用含有下方欄位介紹的油脂類，泡沫濃密的肥皂；若肌膚偏敏感，可選擇具有散熱效果的乳狀潔顏品。	使用添加清爽型油脂成分的硬質肥皂，能有效去除多餘角質。洗臉前以熱毛巾蒸臉軟化肌膚也是好方法。
化妝水	帶有柔和甜美香氣的洋甘菊、薰衣草、玫瑰成分尤為適合，可在使用化妝水之前，先用溫毛巾放鬆肌膚。	適合具有鎮靜效果的玫瑰、月桃等。為讓化妝水充分滲透肌膚，建議使用前先塗抹少量油類，提升吸收效果。	適合使用具有活化肌膚功效的迷迭香。若膚質容易痤瘡、長痘，也建議使用含有茶樹等成分的產品。
油類、乳霜	用量要充足。可使用芝麻油、乳木果油、印度酥油、可可脂；針對抗老需求，則建議使用番紅花油。	可使用椰子油、橄欖油、辣木籽油、甜杏仁油。也可使用乳霜及印度酥油。用量應避免過多。	應避免過量使用油類及乳霜。建議使用芝麻油、辣木籽油，或是薑黃油等油類進行護理。
推薦成分	肉桂、番紅花、玫瑰、迷迭香、薰衣草、山羊奶、白礦泥、米糠、米粉	餘甘子、玫瑰、費拉蘆薈、辣木、山羊奶、薰衣草、綠豆粉	薑黃、印度楝樹、迷迭香、綠茶、可可粉、生蜂蜜、鷹嘴豆粉、綠豆粉、各類礦泥

臉部清潔

天然潔膚粉溫和不刺激，即使是敏感肌也適用。
可從洗後兩種不同的膚感效果選擇護理方式，
「清爽型」讓肌膚感覺乾爽柔嫩；「滋潤型」讓肌膚保濕而不黏膩。

滋潤型

米糠潔膚粉

米糠不僅能有效去除多餘角質，還含有豐富的胺基酸、維生素、優質油脂及神經醯胺等美膚成分。建議將米糠用研磨缽或攪拌機磨細，然後加入牛奶調合，輕輕按摩於肌膚，再以清水洗淨。洗後肌膚會變得水潤有彈性。請務必選擇無農藥米糠，以確保安全性。

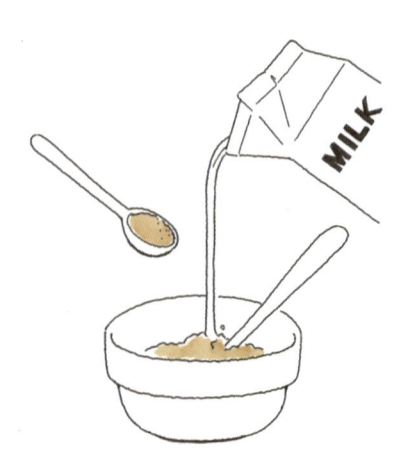

清爽型

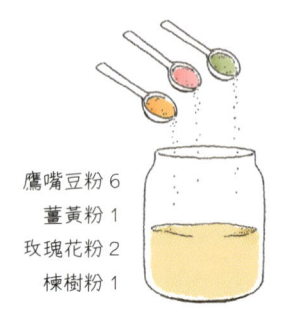

鷹嘴豆潔膚粉

鷹嘴豆粉 6
薑黃粉 1
玫瑰花粉 2
楝樹粉 1

能有效去除毛孔污垢，讓肌膚變得柔嫩光滑。以 6：1 的比例調合鷹嘴豆粉（或綠豆粉）、薑黃粉，如備有材料可另加入 1 份印度楝樹粉和 2 份玫瑰花粉。將粉末與草本純露（或蒸餾水）調合，若需增加保濕效果可用牛奶調合至美乃滋狀質地。塗抹於卸妝後濕潤的肌膚，輕輕按摩後用清水洗淨即可。

保濕
（化妝水）

萃取精油時產生的草本純露（芳香蒸餾水），是一款天然的化妝水。
其富含植物的有效成分，能滲透肌膚，提供滋潤與養護。
可根據自己的體質或需求，選擇適合的純露。

	對多沙的作用	對肌膚的作用
羅馬洋甘菊	具有調節瓦塔的功效，並能促進身心放鬆，有助於提升自我肯定感。	滋潤乾燥肌，具抗發炎、抗敏效果，可舒緩皮膚炎、止癢並改善痘痘問題。
橙花	能鎮定皮塔並調節瓦塔，幫助穩定心靈與放鬆。	具有抗老化效果，同時有助舒緩因荷爾蒙失調或更年期引發的肌膚困擾。油性肌也適用。
薰衣草	能鎮定皮塔，幫助冷靜身心，進一步達到放鬆狀態。	有助調節皮脂平衡並保濕乾燥肌，具抗發炎與鎮定效果，對皮膚炎與瘙癢特別有效。
迷迭香	能調節瓦塔與卡法，具有醒腦並活化思緒的作用。	促進肌膚與頭皮的血液循環，提神效果佳，有助肌膚緊緻，適合油性肌。
玫瑰	能鎮定皮塔、調節瓦塔，適合放鬆與恢復精神。	適合因荷爾蒙失調引發的肌膚問題，具收斂作用，可縮小毛孔並預防肌膚鬆弛。
月桃	調整所有多沙的平衡，並帶來放鬆效果。	抗氧化與肌膚再生效果佳，可舒緩濕疹與過敏肌膚，並改善痤瘡及汗疹問題。

如何提高化妝水的保濕效果

【方法①】在50ml的化妝水中加入2.5ml的甘油（可在藥妝店購買）或2.5ml的生蜂蜜，可有效提升肌膚保水性。【方法②】在50ml化妝水中滴入2～3滴自己偏好的油脂類，使用前充分搖勻。油脂連同水分滲透到肌膚中，能提升滲透效果。

4 臉部與頸胸部護理

保濕
(乳霜)

白礦泥乳霜適合肌膚敏感者使用，
能讓肌膚柔嫩有彈性，表面清爽不黏膩。
以下介紹滋潤型和清爽型兩種乳霜，建議根據肌膚狀態分別使用。

滋潤型

乳木果油乳霜

這款乳霜具有極佳的保濕與保護效果，不僅能防止外界乾燥對肌膚的侵害，也不會有過於黏膩的感覺。

將15ml的甜杏仁油、3公克的乳木果油與2公克的蜜蠟隔水加熱，同時在另一個容器中裝入20ml自己喜愛的草本純露，一樣進行隔水加熱。兩邊皆加熱至約65℃，待蜜蠟完全融化後，將所有材料混合，持續攪拌至完全乳化即完成。

清爽型

白礦泥乳霜

取2小匙富含天然礦物質的白礦泥，均勻灑入20ml自己喜愛的草本純露，靜置約30分鐘（需注意避免礦泥變乾），接著進行隔水加熱。

另取15ml的荷荷巴油或芝麻油（亦可混合使用）與2公克的蜜蠟，放入另一個容器中，同樣進行隔水加熱，兩邊皆加熱至約65℃，待蜜蠟完全融化後，將所有材料混合並充分攪拌至乳化即完成。

痤瘡

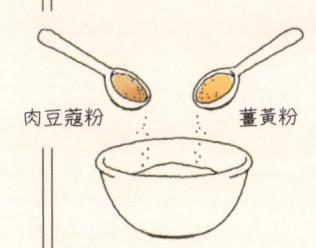

葫蘆巴濕敷

葫蘆巴具有提升肌膚與頭髮再生力的效果。與薑黃一起使用,是痤瘡藥中常見的香料配方。將10粒葫蘆巴放入50ml的水中悶煮,加入½小匙薑黃粉攪拌成糊狀,用化妝棉浸濕,敷在痤瘡(即使是較大的痘痘也沒問題)或粉刺上。

肉豆蔻 薑黃 牛奶

肉豆蔻具有優異的抗氧化與殺菌作用,能有效舒緩炎症。搭配薑黃使用,是護理痤瘡的經典療方,特別適合範圍較大的痘痘問題。牛奶則可平衡導致痤瘡生成的皮塔能量。混合1小匙肉豆蔻粉與1小匙薑黃粉,加入適量牛奶,製成糊狀後塗抹於肌膚,靜置片刻後以清水洗淨即可。

黑眼圈

紅茶眼膜

這是紅茶之國——英國常見的眼部護理法。將使用完畢的茶包放入冰箱冷藏,然後用化妝棉或紗布夾起來,放在眼瞼上敷10分鐘左右,多酚的作用能促進血液循環,緩解因眼部疲勞引起的黑眼圈。

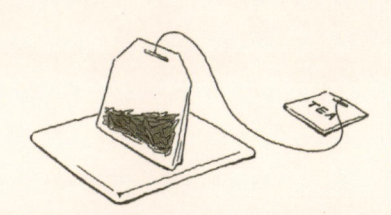

4 臉部與頸胸部護理

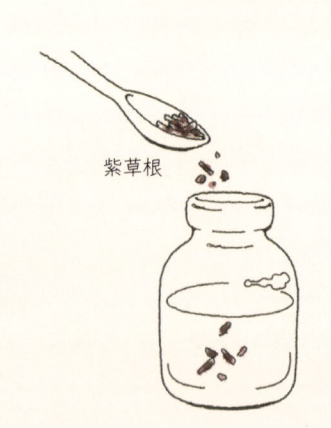

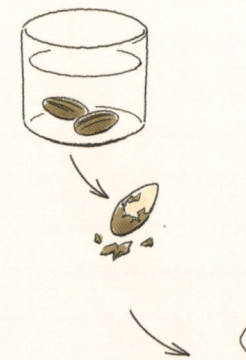

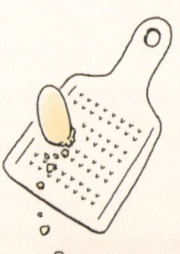

抗老對策

番紅花護膚霜

番紅花因其卓越的抗老效果，經常用於高級化妝品中，這款特別的乳霜就是以番紅花為主角。取7～8根番紅花，浸泡於20ml的蒸餾水中1小時以上，待水變成橙色後將番紅花取出備用。接著將20ml的荷荷巴油、10ml的摩洛哥堅果油、4公克的乳木果油（若沒有可不加）及3公克蜜蠟，混合均勻後隔水加熱。同步將番紅花液也隔水加熱。待蜜蠟完全融化後，將兩者混合並攪拌至乳霜狀即完成。

（圖：蜜蠟、荷荷巴油、摩洛哥堅果油、番紅花＋水）

杏仁去角質面膜

將1粒生杏仁浸泡於水中一晚（約8小時），去皮後磨成泥。塗抹在眼周細紋處或法令紋等想改善的部位，靜置片刻後再洗掉。肌膚會變得水潤且煥然一新，效果絕對令人吃驚。

紫草根護膚油

紫草根具有卓越的皮膚再生效果，是抗老化妝品中常見的材料。將½小匙的紫草根浸泡於50ml的芝麻油中，靜置1週以上，直到油液染上紅色。若浸泡油濃度較高，可依喜好用其他油脂類稀釋，或取少量混入自用的乳霜中，可靈活應用。

（圖：紫草根）

facial pack
阿育吠陀的臉部保養面膜

乾燥

礦泥牛奶面膜

Recipe

粒子細緻且適合敏感肌的白礦泥，能有效清潔毛孔污垢。添加保濕成分後，能讓肌膚變得柔嫩且有彈性。將2小匙白礦泥、3小匙牛奶、½小匙甜杏仁油混合均勻，洗臉後塗抹於肌膚上，靜待約3分鐘，在白礦泥乾燥前洗掉即可。

美白

優格餘甘子面膜

Recipe

用富含維生素C和多酚的餘甘子製作的高效美白面膜，能讓肌膚水潤透亮，適用於所有膚質。將1大匙生乳優格與1小匙餘甘子粉（可依個人喜好增加用量）混合均勻，洗臉後塗抹於肌膚上，靜待3～5分鐘後以清水洗淨即可。

泛紅

玫瑰椰子油面膜

Recipe

在保濕的同時可幫肌膚降溫，也有助於緩解面部潮紅。敷用後化妝水的吸收效果也會提升。將1大匙椰子油與½小匙玫瑰花粉混合均勻，洗臉後塗抹於肌膚上，靜待2～3分鐘後用清水洗淨。不過，過敏體質、痤瘡、皮膚發炎或皮膚脆弱的人不適合使用椰子油。

黏膩感

迷迭香鷹嘴豆面膜

Recipe

這款面膜能清除多餘的皮脂和污垢，同時緊緻肌膚。將1大匙鷹嘴豆粉與適量迷迭香純露混合均勻，調至美乃滋般的濃稠狀態後，均勻塗抹於濕潤的肌膚上，趁尚未乾燥前用清水洗淨。由於使用後的肌膚特別清爽，建議在敷完面膜後搭配化妝水等產品確實保濕。

4　臉部與頸胸部護理　　※若感覺肌膚有刺激反應，請立即洗掉所敷用的面膜。

5

頭髮與頭皮

護理

白

髮、髮量減少等頭髮問題，隨著年齡增長而日益增加。在日常護理中，首要特別注意的是保持頭皮的清潔與柔軟。在阿育吠陀中，有許多萃取自香草植物與香料的有效按摩油，能促進頭皮血液循環，養育健康秀髮。

針對不同體質，有相應的護理方式。例如，瓦塔體質的頭皮與頭髮容易乾燥；皮塔體質則容易出現白髮及落髮問題；而卡法體質則常見頭皮浮腫、出油的情況。要特別注意的是，頭皮敷膜護理以1週一次為宜。

洗髮＋潤髮

徹底清除污垢，同時防止頭皮乾燥，讓頭髮光澤有彈性。
請務必試試天然成分的護髮效果。

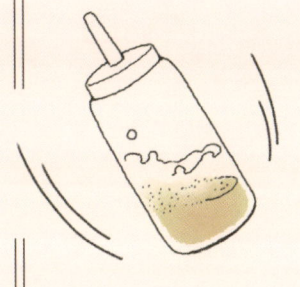

洗髮精

草本洗髮粉

此款洗髮粉以護髮效果聞名。以3：2的比例調合餘甘子粉與玫瑰花粉，若備有材料可選擇再加入1份指甲花粉、½份葫蘆巴粉混合均勻。使用前加入適量的水調成糊狀，輕輕按摩頭皮，並均勻塗抹於髮絲後沖洗乾淨。將粉末與熱水倒入尖嘴瓶中搖勻，使用時便能更方便地均勻塗抹於頭皮上。

潤髮

餘甘子噴霧護髮素

將1大匙餘甘子粉裝入咖啡濾紙中，注入200～300ml的熱水進行滴濾。待冷卻後，將液體裝入噴霧瓶，均勻噴灑在洗淨的頭髮上，再以清水沖洗乾淨。此外，也可以在吹整前，將噴霧用於乾燥的頭髮上，能提升髮絲光澤度。剩下的凝膠狀餘甘子可混合少量油脂類，作為護髮膜使用。

↓ 餘甘子粉

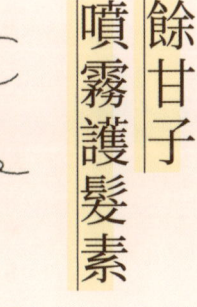

草本醋

可使頭髮平滑柔順，還能促進頭皮血液循環。將迷迭香、鼠尾草等香草植物裝入瓶中，加入米醋、穀物醋或蘋果醋等，確保醋液覆蓋過所有香草植物，浸泡至少2週。將草本醋以約7倍的水稀釋後，於頭髮洗淨後作為潤髮用，最後用清水沖洗乾淨即可。

5 頭髮與頭皮護理

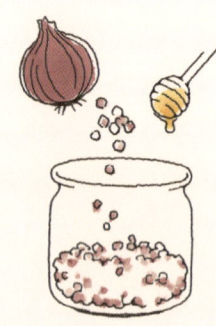

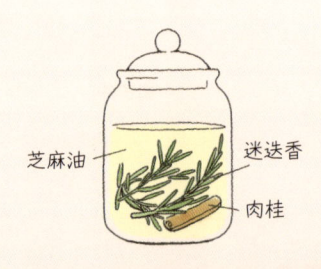

乾燥

紫洋蔥髮妝水

在印度和歐美，紫洋蔥是廣泛應用的護髮原料。其含有的硫化合物能促進角蛋白的生成，改善血液循環，幫助頭髮健康再生。將½顆新鮮紫洋蔥切碎，加入50公克的生蜂蜜，靜置約6小時～2天，待出水後用濾布將汁液過濾出來。可將少量汁液塗抹於髮尾，或在洗髮前進行頭皮按摩，也可混入護髮素或護髮油中使用。

餘甘子洛神花油

混合1大匙的餘甘子粉和1大匙乾燥洛神花，注入40ml的山茶花油與60ml的芝麻油，靜置2週以上。完成後，濾出上層澄清的油脂，可用於頭皮按摩、髮尾護理。因其質地不黏膩，也可在吹整前塗抹，使頭髮變得柔順光滑，讓頭髮更易於整理。

頭皮屑

迷迭香肉桂油

洗髮前塗抹少量於頭皮，輕輕按摩使其吸收。取1大匙乾燥迷迭香（若使用新鮮迷迭香葉則約30公分長）、1根肉桂棒，放入100ml的芝麻油中浸泡，讓油完全覆蓋材料，靜置2週以上。這款油的有效成分能滲透至頭皮，促進頭皮血液循環，可預防頭皮乾燥及減輕頭皮屑的問題。

落髮、白髮

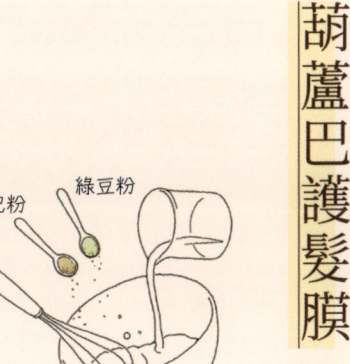

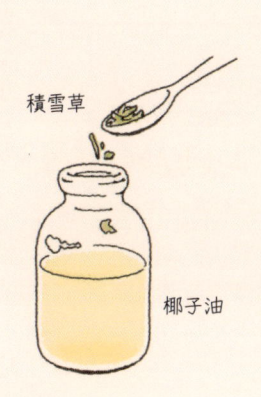

鼠尾草綠豆護髮膜

在印度稱作「Moong dal」的綠豆仁（參見90頁）富含異黃酮，具有類似女性荷爾蒙的作用，亦含有分解角質的酵素，因此對肌膚與頭皮的護理效果顯著。針對落髮、白髮和頭皮搔癢問題，可準備約3大匙綠豆粉（或以鷹嘴豆粉替代），注入200ml的水之後，加入1大匙乾燥鼠尾草，悶煮5分鐘。煮好後攪拌均勻，在使用油脂類進行過頭皮按摩後，塗抹於頭皮上靜置5分鐘，再用清水沖洗乾淨即可。

葫蘆巴護髮膜

葫蘆巴對落髮、白髮、更年期引起的頭髮稀疏有顯著效果。以1：5的比例調合葫蘆巴粉和綠豆粉，若介意其特有氣味可再加入1份玫瑰花粉，混合後加入少量水調成類似美乃滋的質地。塗抹在使用油脂類按摩後的頭皮上，停留約5分鐘後洗掉，能幫助頭髮變得強韌有彈性。

葫蘆巴粉　綠豆粉

積雪草椰子油

積雪草（又稱Cica）因其出色的抗老化作用而備受推崇，在阿育吠陀中也常被用於頭皮護理。取1大匙乾燥積雪草，放入50ml的椰子油中浸泡（※低溫容易固化的季節不適合製作），可用於頭皮按摩。此配方不僅能促進血液循環，還能讓心情變得更加平靜。

積雪草

椰子油

Column

指甲花 能實現自然的染髮效果

在印度，指甲花被視為能守護身體免受邪氣侵害，並帶來好運的香草植物。例如在印度婚禮中，新娘的手上會用指甲花繪製獨特的紋樣。指甲花有很強的染色效果，特別適合用於白髮染色，對於容易因化學染劑而產生過敏反應的人尤為推薦。指甲花染劑還有益於頭皮與髮質的健康，同時具有除臭、殺菌、排毒和放鬆的作用。

但需注意，由於指甲花屬於涼性的香草植物，因此在月經、懷孕或身體狀況不佳時不適合使用。此外，應避免在寒冷的環境中使用，建議在溫暖的室內進行，並注意保暖。

指甲花染劑所需的草本材料

以指甲花粉為主要成分，並搭配能避免髮質變得粗糙的餘甘子。
若想讓白髮染深，可以添加靛藍染料進行調色。
建議每月進行1～2次為宜。

指甲花 Henna	透過附著於頭髮的蛋白質進行染色，使用後白髮會呈現橘色。黑髮則不會染色，但能提升髮絲的光澤感。
餘甘子 Amla	具備優異的護髮效果，能賦予頭髮更多彈性、光澤與韌性，同時減少護髮過程中的毛躁問題。但添加過多可能會影響染色效果，需適量使用。
靛藍染料 Indigo*	若希望將白髮染成黑色或棕色，可與指甲花混合，以穩定靛藍的顏色效果。由於靛藍容易造成毛躁，染髮時間宜縮短。

＊編注：一種重要的草藥，主要用於頭髮護理或皮膚調理。

避免失敗的指甲花染髮技巧

☑ 每次使用前進行皮膚測試

肌膚敏感的人,建議每次製作並使用染劑時,先在皮膚柔軟的部位進行約20分鐘的皮膚測試,使用起來較為安心。具體方法可參考產品製造商的使用說明書。

☑ 染髮前使用油脂類進行頭皮按摩

指甲花具有去除油脂的作用,因此使用前以油脂類進行按摩可以避免頭皮和頭髮變得乾燥,並提升染髮後的滋潤感。將油仔細塗抹在頭皮、髮際和耳朵周圍,還能有效防止肌膚染色。

☑ 首次以指甲花染白髮時,請按以下步驟進行。

將指甲花染劑調成柔軟的美乃滋質地,並以隔水加熱方式維持在約40°C。接著將其均勻塗抹於濕潤的頭髮和頭皮上,用毛巾和浴帽包裹起來,靜置20～30分鐘(請依產品說明調整時間)。之後塗上靛藍染料,靜置10分鐘可染出較明亮的色調,靜置20分鐘則會呈現更深的顏色。如果覺得顏色不夠深,可重複上染料。

指甲花・餘甘子 1 ≪ 以溫水沖洗乾淨 用毛巾擦乾 ≪ 均勻塗上靛藍染料,進行染色 徹底沖洗乾淨 吹乾頭髮

指甲花・餘甘子 4

☑ 使用指甲花染髮後 2 天內請避免洗髮

穩定並維持顏色是主要目的。指甲花和靛藍具有抗菌和除臭作用,但如果還是想洗頭,可以只用熱水沖洗。

☑ 從第 2 次染髮開始,可透過改變材料比例調整顏色深淺

右表為短髮使用一次的比例(單位:大匙)。由於染色效果會因品牌或個人情況有所不同,因此數值僅供參考。

← 顏色較淺		基本	顏色較深 →	
4	3.5	指甲花 3	2.5	2
1	1.5	靛藍 2	2.5	3
1	1	餘甘子 1	1	1

How to massage head with oil

保持髮絲與頭皮健康
以油脂類進行頭部按摩

在洗髮前先使用油脂類進行按摩，不僅能讓頭皮和髮絲保持健康，還有助於清潔髒汙。根據阿育吠陀的經典記載，每日使用油脂按摩頭部，可以有效預防白髮、落髮和頭痛，同時也能提升睡眠品質和幸福感。即使無法每天實行，選擇在假日的早晨進行也非常理想。按照自己最舒適的方式進行，不必過於在意順序，記得保持按摩至少15分鐘，讓頭皮充分吸收油脂。

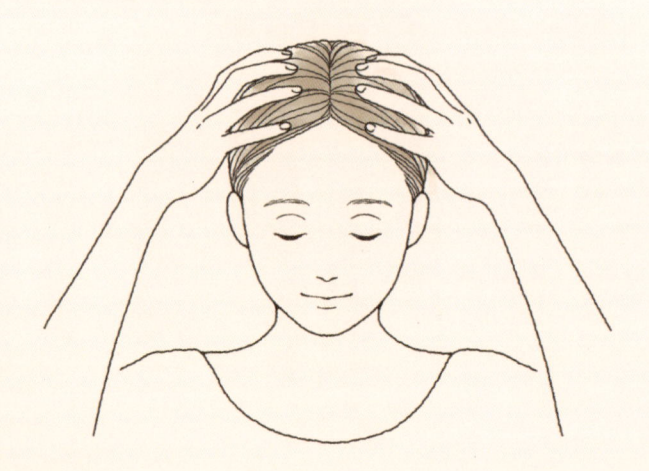

如何進行頭部按摩

準備1大匙按摩油，將其淋在頭頂。將雙手重疊輕放在頭上，停留片刻以放鬆身心。用手掌輕柔地以順時針方向按壓，將油均勻推開後，改用指腹以畫圈方式輕輕按摩。接著，上下鋸齒狀移動，從頭部的兩側、前額到後腦，全方位進行按摩。按摩前額時，記得稍微向上提拉。然後，用手掌以畫圈方式按摩整個頭部，接著用指尖輕抓頭皮並向上提拉。最後，用手掌從頭頂往下梳理整個頭部，並輕輕按壓。

當瓦塔失衡時
由於能量容易分散，建議先將雙手掌輕貼於頭部，以從上至下撫平的方式進行按摩，保持穩定的節奏，並放慢速度。

當皮塔失衡時
能量如火焰般向上爆發，此時需要以溫柔且平和的方式，從頭頂向下進行按摩撫平，協助緩和能量的升騰狀態。

當卡法失衡時
可透過拉提按摩，提升下行的能量，例如從髮根輕輕抓握頭髮，或用指腹輕快地彈動頭皮，以刺激頭皮並促進能量流動。

維持心靈與環境的健康

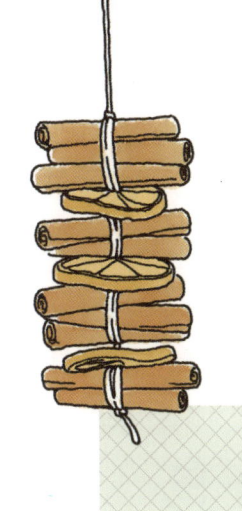

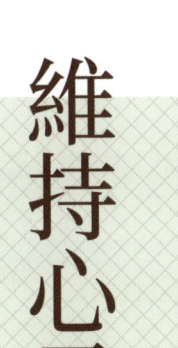

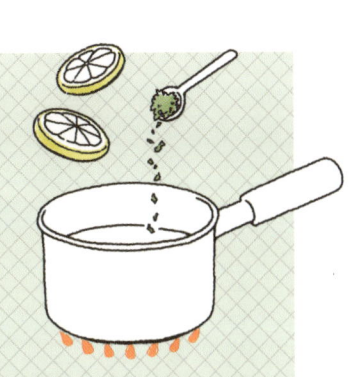

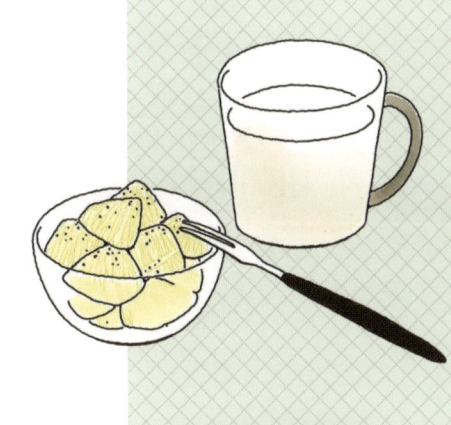

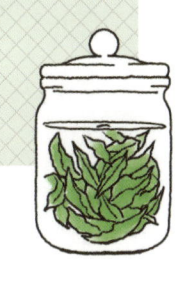

Chapter 3

珍惜能療癒自己的寶貴時光與空間能量

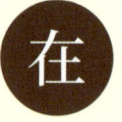

在阿育吠陀的理念中，心靈的健康與飲食息息相關。其理念認為，食物不僅能透過良好的消化將營養分布全身、打造健康體魄，其能量更會直接影響心靈。

因此，阿育吠陀非常重視飲食，不僅講究食物的質與量，還注重用餐方式。總之，烹飪與進食是滿足五感的唯一行為，因此備受重視。根據身心狀況選擇適合的食物，並享受其味道、香氣、口感、聲音與擺盤所帶來的滿足，這段豐富五感的用餐時光堪稱一種頂級的療癒饗宴。

因此，試著暫時放下工作或家務，把注意力集中在進食這件事情上。尤其是挑選適合自己當前狀態的甜點，細細品嚐少量的下

午茶時光，是日常中心靈保養的最佳時機。

此外，在阿育吠陀中，認為不僅季節會影響身心狀態，生活環境也同樣由影響身心平衡的「多沙」（能量元素）構成，這些能量彼此密切相關。因此，保持與淨化居住空間的清潔與維持自身狀態同樣重要。

在此基礎上，更重要的是思考自己想在這個空間中如何度過，或是抱持什麼心境度過。如果是臥室，選擇能讓身體放鬆、心情平靜的光線和香氣；工作場所則應打造一個專注且高效的環境。同時，妝點一些能感受自然能量的物品，將空間打理成舒適宜人的場所。

1

整頓心情

感

到心情煩亂時，盡快調整並恢復是能讓生活更加輕鬆的好習慣。此時，阿育吠陀式的觀點能幫助我們進行反思，它主張將不適的狀態與對應的解決方法配套思考。例如當變動、不規則、乾燥等瓦塔性質增加時，心情也容易變得不安定。此時，可透過放慢腳步、規律生活及滋潤身心等方式，幫助瓦塔恢復到原來生氣勃勃的狀態，內心也會跟著穩定下來。

享用茶點的時光是微調心情的絕佳時刻，試著利用這段時間觀察自己的心情，並選擇合適的方式進行調理。

零壓力的阿育吠陀式一日生活實踐

多沙的平衡會隨著一天中的時間而變化。
與自然的節奏協調一致，且順應能量的流動時，
身心都能更加輕鬆愉快，且健康度過。

用睡眠促進新陳代謝
皮塔時間段

事實上頭腦在這段時間特別活躍，不過此時的皮塔＝變換的能量應用於細胞的新陳代謝。透過高品質的睡眠，可以幫助身心釋放疲憊、恢復活力。

從睡意中清醒
瓦塔時間段

從睡眠慢慢轉換到活動能量的時刻。即便感覺沉重、沒有精神，只要稍微努力在這個時間段起床，也有可能讓自己變得神清氣爽、充滿活力。

調節並平穩身心
卡法時間段

在這個緩慢而平和、活動較少的時間段，非常適合為一天的身心安定及健康做準備。可以進行口腔護理或瑜伽等活動，好好地與自己相處。

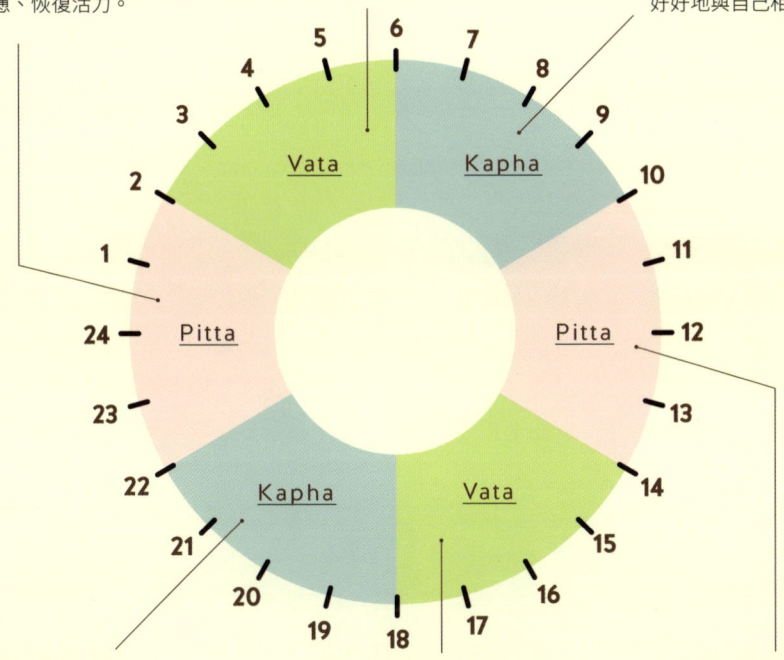

放慢生活步調
卡法時間段

這是一段適合遠離匆忙、享受溫暖燈光，並放慢步調的時光。由於此時的消化力較弱，晚上建議提早用餐，並適度減少分量，一口一口細細品味。飯後外出散步也很不錯。

透過休息舒緩疲勞
瓦塔時間段

在一整天開始感到疲累的時刻，安排一段悠閒的下午茶時間，可有效減輕疲勞。根據當下的身心狀態選擇適合的甜點或茶飲，重新調整心情，是一天中最適合自我療癒的時刻。

消化力與專注力提升
皮塔時間段

這是一天中消化力最旺盛的時刻，將最主要的一餐安排在這段時間，身體吸收更順暢並能有效轉化營養。同時，此時專注力也達到巔峰，對於工作和學習都是最好的黃金時段。

1 整頓心情

感到不安時

當瓦塔失衡、心情不穩定時，建議透過緩慢的深呼吸，給自己一些放鬆的時間。
可以試著靜靜地冥想，或是到充滿自然環境的地方走走。
飲食方面選擇甜美滋潤且讓心情舒緩的食物和飲品，可以幫助安定情緒。

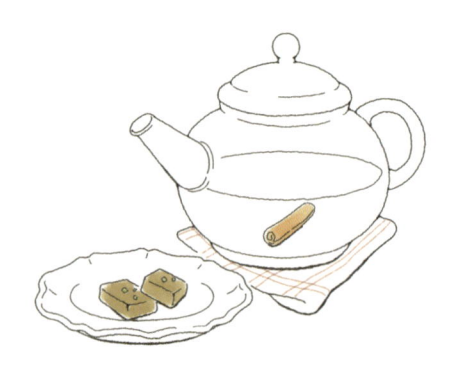

肉桂牛奶太妃糖

這款絲滑濃郁的甜點，能幫助調節失衡的瓦塔能量。

【材料＆製作方式】
將30公克黑糖與1大匙水，以最小火加熱並攪拌混合，加入½小匙印度酥油溶化後，加入¼小匙肉桂粉和100公克煉乳，持續攪拌以防燒焦。煮至鍋邊開始凝固時，倒在烘焙紙上攤平，稍微冷卻後切成適口大小。可依個人喜好撒上開心果碎或杏仁角作裝飾。如果質地太軟，可先放進冷凍庫冷卻定型後再切塊，最後撒上堅果。

肉桂茶

被譽為「香料女王」的肉桂，擁有溫柔的甜味與豐富的香氣，對調節瓦塔有很好的效果。它能促進血液循環、溫暖身體，還能放鬆緊繃的肌肉並舒緩心情。將肉桂泡成溫熱的茶飲安定心情，並依喜好添加甜味，是鎮定瓦塔的絕佳選擇。

【材料＆製作方式】
取½根肉桂棒放入杯中，注入適量熱水，悶泡約5分鐘後即可飲用。

無精打采時

卡法增強是主要原因。試著早起或進行散步，讓自己更加積極。
透過瑜伽或伸展運動活動肩胛骨，幫助打開由卡法主導的胸腔區域，
你將發現效果顯著。下午茶時段建議選擇能品嘗到苦味、澀味或辛辣風味的茶點，
有助平衡卡法。

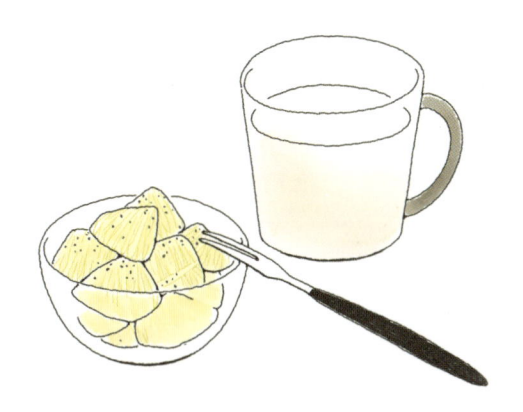

三辛葡萄柚

這款新鮮的水果甜點，在有助振奮身心的苦味中添加生蜂蜜，能有效減輕卡法的沉重感。適合常溫享用，建議作為下午3點的點心，不與正餐時間重疊。

【材料＆製作方式】
將半顆葡萄柚切成適口大小（可保留薄皮），加入1小匙生蜂蜜與少許三辛香料（參見43頁）拌勻。可以馬上食用，而冰過則可能加重卡法的影響，因此不建議冷藏。

紅辣椒薑茶

這款香料茶結合了辣椒的強烈辛辣感與薑的辛香氣息，能為身心帶來熱與刺激。特別適合卡法過重，感到沉重倦怠時飲用，能幫助重振心情、恢復活力。

【材料＆製作方式】
取2～3片切薄片的薑、1片帶皮切片檸檬，以及少許紅辣椒，放入300ml的水煮約5分鐘。可依喜好加入甜味享用。

1 整頓心情

情緒煩躁時

通常是皮塔增強所引起。可以試著安排更多空閒時間，並用「船到橋頭自然直」的心態安撫自己。適合喝些溫和甜美的飲料，或者選擇帶有甜味與澀味尾韻的糖果等，都有助於緩解情緒波動、恢復平靜。

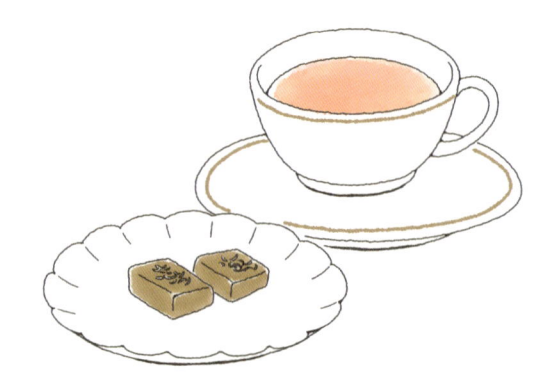

椰子焦糖

用椰子來清除身體過多的熱。焦糖濃郁的香甜口感有助平靜心情。

【材料＆製作方式】
將50ml椰奶、50公克砂糖、¼小匙小豆蔻粉，以及1小匙印度酥油放入鍋中，用最小火慢慢攪拌以防止燒焦。煮到用刮刀攪拌時能留下痕跡的稠度後，將之平鋪在烘焙紙上。稍微冷卻後切成適合入口的大小（若質地過於柔軟可先冷凍至凝固），最後撒上2大匙乾炒過的椰子粉即完成。

玫瑰蘋果茶

玫瑰以能鎮定皮塔聞名。在寒冷的季節中，建議泡成溫暖的玫瑰茶來享用。玫瑰香氣高雅、帶有自然甜味與微澀感的蘋果相得益彰，形成細緻優美的味道。

【材料＆製作方式】
在1小匙乾燥玫瑰花瓣中倒入100ml的熱水，浸泡約5分鐘後過濾出玫瑰茶。將玫瑰茶倒入鍋中，加入100ml的蘋果汁，加熱過後即可享用。

滿腹委屈時

皮塔增強時，容易變得苛責，進而堆積更多不滿。
如果持續累積，可能陷入惡性循環，最終引發憤怒。為了避免這種情況，
可以試著到戶外散步，或利用下午茶時間調整心情、釋放壓力，
盡早遠離不滿情緒的影響。

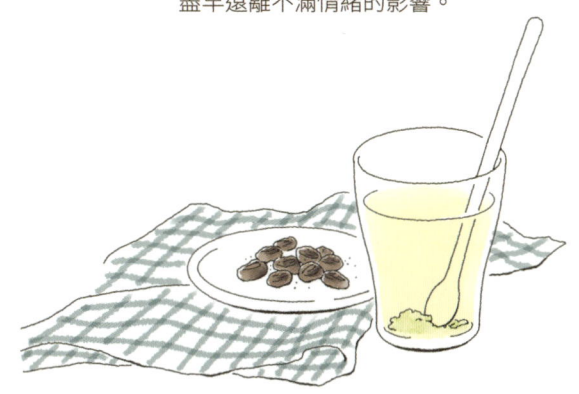

香料葡萄乾

這是一款能調節皮塔失衡的小零嘴，用葡萄乾搭配多種香料，同時品嘗到甜、鹹、酸、辣、苦、澀六種風味。沒辦法外出散步轉換心情時，在口中彷彿也能感受到如旅行般的心情。

【材料＆製作方式】
將適量黑胡椒粉與小荳蔻粉均勻撒在葡萄乾上，加入少許鹽調味並拌勻。如果葡萄乾較硬，可以先用水稍微浸軟，調味時更容易均勻入味。

常溫蘆薈檸檬蜂蜜飲

結合蘆薈、檸檬和蜂蜜的清新飲品，不僅有助於淨化體內，心情也會感到煥然一新。費拉蘆薈尤其能調節皮塔的平衡，對於緩解上火及美化肌膚有顯著效果。

【材料＆製作方式】
將1大匙檸檬汁、2小匙生蜂蜜、1小匙蘆薈泥（去皮後取約1公分長的費拉蘆薈切碎製成）與200ml水攪拌均勻即可飲用。

1 整頓心情

寂寞空虛時

雖然沒發生什麼大事，但總覺得心情持續低落，
這是由於瓦塔的風能量過於強烈導致的不穩定，讓心靈感到困頓。
透過調節瓦塔的平衡，能幫助緩解停滯感，讓心情恢復平靜。

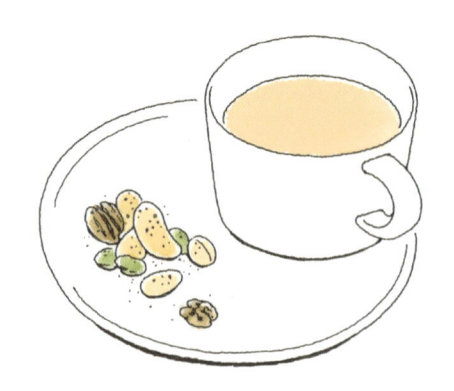

甜香料堅果

舒緩瓦塔的方式之一，是接觸令人愉快的聲音或觸感。這款口感酥脆的堅果零食，搭配幫助平衡瓦塔的香料和甜味，能溫柔地撫平低落心情，帶來平靜。

【材料＆製作方式】
在平底鍋中加入1小匙的印度酥油加熱，取50公克自己喜歡的堅果（未烘焙或已烘焙皆可）加進鍋裡，一邊炒一邊拌入½小匙的小豆蔻粉、½小匙的肉桂粉及2小匙的黑糖，翻炒至所有材料均勻混合即可。

椰棗無花果牛奶

這款風味甜美柔和的飲品不僅能調節瓦塔，還能溫暖心靈，帶來平靜感。無花果細緻的顆粒感增添了口感層次。用肉桂棒攪拌，或撒上少許肉桂粉，能讓風味更豐富，也有助於鎮定瓦塔。

【材料＆製作方式】
取1顆去核的椰棗與1顆無花果乾，一同放入水中浸泡約15分鐘至柔軟。瀝乾水分後，加入180ml牛奶，用果汁機打勻，最後倒入鍋中加熱即完成。

需要聚精會神時

瓦塔的增加會讓意識四處游移，難以專注。反之，若感覺頭部沉重，可能是卡法過多，導致行動遲緩。此時可以選擇具有提神效果的香草植物或香料，幫助集中精神，恢復清晰的思緒。

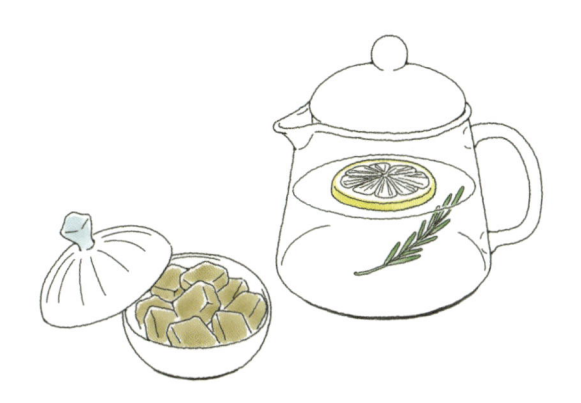

草本糖

薄荷和檸檬香茅清新的香氣和清涼的味道，能有效提振心情。再加上黑胡椒的微辣刺激，更能幫助提神醒腦。

【材料＆製作方式】

取1大匙乾燥香草植物（如薄荷、檸檬香茅等），加入100ml的水，用小火煮約5分鐘，煮至水量減半後過濾。加入80公克的砂糖、少許黑胡椒、20公克楓糖漿及1大匙檸檬汁，持續攪拌，用小火煮至濃稠狀。煮好後倒在烘焙紙上攤平，待冷卻切成適合入口的大小即可享用。

迷迭香檸檬茶

迷迭香清新的香氣和味道能有效喚醒精神，同時也具有鎮定、調節瓦塔和卡法的效果。檸檬的酸味對瓦塔有良好的平衡作用，若能選擇無農藥的檸檬並保留外皮使用最佳，檸檬皮的苦味有助於減輕卡法帶來的沉重和遲緩。

【材料＆製作方式】

取約10cm的新鮮迷迭香，或1小匙的乾燥薰衣草，注入200 ml的熱水，放入1～2片檸檬片，悶泡約5分鐘後過濾即可。

1 整頓心情

2

整頓
居家空間

在阿育吠陀的哲學中，我們每一個人都被視為宇宙的縮影，自然界中的所有物質與能量彼此之間也都相互影響。因此，我們所處的環境會對身心產生巨大的影響，保持環境的清潔與舒適是非常重要的。

基於這樣的理念，就如同選擇對身體有益的食物一樣，挑選居家用品時，也應盡量選擇對環境友善的天然材質。正如珍視自己的身體一樣，也要用心維護居家和周圍的環境，營造一個更健康、更和諧的生活空間。

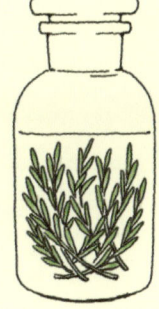

進行擦拭清潔

薄荷與檸檬噴霧

這款具有清新香氣、能抗菌和除臭的噴霧，就連不能噴酒精的木地板也適用。將1大匙乾薄荷（相當於1包茶包的量）與2～3片檸檬片放入300ml的水中，煮約10分鐘，過濾後將液體倒入噴霧瓶中即可使用。

※平常將用過的茶包留著，拿來清潔廚房或餐具上的油漬也很實用。

迷迭香酊劑噴霧

這款噴霧萃取出如桉油醇等抗菌和抗真菌成分，並能有效去除油污。將新鮮迷迭香葉放入玻璃瓶中，加入剛好覆及表面的酒精，浸泡3天以上，液體會變成鮮艷的綠色。偶爾攪拌，原液可保存數年。用來清潔時，取2小匙的原液和100ml的蒸餾水混合稀釋後即可使用。

橘子皮噴霧

柑橘類所含的檸檬烯等精油成分，對於清潔瓦斯爐等油污效果非常好（※避免使用於有上蠟的表面）。將乾燥的橘子皮放入水中，水量剛好覆及橘子皮表面，煮約15分鐘，過濾後將液體倒入噴霧瓶中即可。

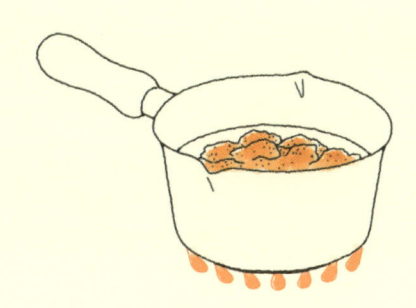

清潔細小角落

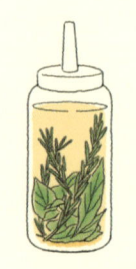

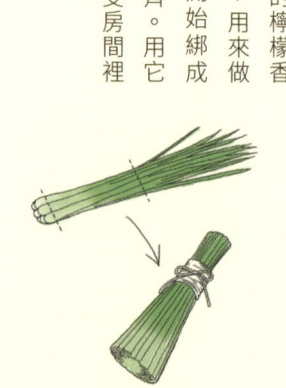

草本醋廚房噴霧

混合迷迭香、鼠尾草、檸檬香茅、百里香等自己喜歡的香草植物，製作成清潔廚房和冰箱的噴霧。也可用於料理。將香草植物放入玻璃瓶中，加入剛好覆及表面的醋，靜置一週以上後即可使用。清油汙時，可將其與水按3倍比例稀釋後使用。

檸檬香茅掃帚

夏天結束後，生長過快的檸檬香茅可以在冬天前修剪下來，用來做成掃帚。從較粗的莖部開始綁成束，然後尖端部分修剪整齊。用它來掃桌面等地方，還可享受房間裡彌漫的香氣。

清洗餐具

絲瓜刷

絲瓜是一種非常適合用來作為生牆的爬藤植物。它含有天然清潔成分皂苷，因此傳統的絲瓜刷即使沒有清潔劑，也能輕鬆去除輕微的油汙。取新鮮絲瓜，將兩端用竹籤戳孔，浸泡在水中1～2週，接著用手剝除外皮，揉搓掉黏膩的瓜肉和籽，最後將剩下的纖維剪成自己喜歡的大小。

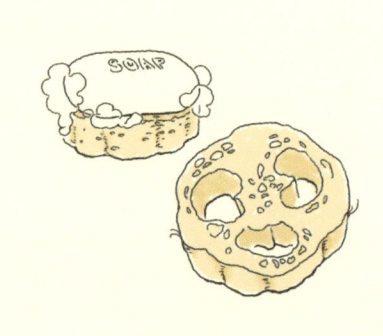

打理衣櫃與鞋櫃

薰衣草香包

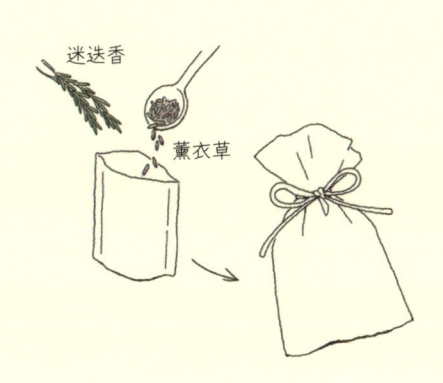

薰衣草中的芳樟醇，以及迷迭香和檸檬香茅等香草植物中的芳香成分，都具有良好的驅蟲效果。可以製作成乾燥香包，放入衣櫃或抽屜中，保護珍貴的衣物。使用簡單的茶包當作外袋，也很方便。

迷迭香
薰衣草

紅茶與乾燥玫瑰花的草本球

其實紅茶的茶葉具有優秀的除臭效果。將其與具有華麗香氣的乾燥玫瑰花按照自己喜好的比例混合，鋪在正方形布料上，將四個角緊緊捆起來，製作成草本球放在玄關備用。也可放進鞋子或靴子內，必定能感受到其驚人的去味效果。

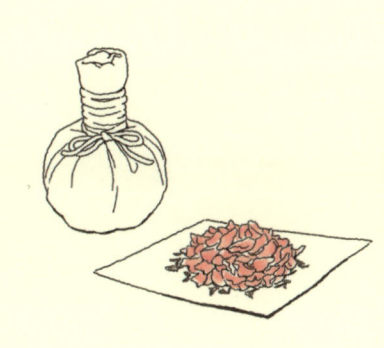

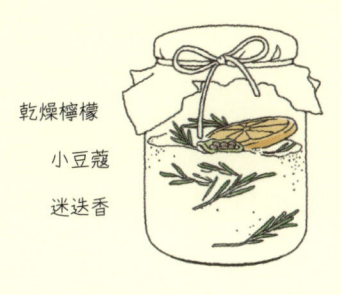

小蘇打香料除濕劑

將迷迭香、肉桂、小豆蔻、丁香、八角等具有抗菌作用的香料，以及乾燥香草植物和檸檬，加入具有高除濕和除臭效果的小蘇打中混合。根據季節變化搭配選用的香料和香草植物，不僅能成為可愛的裝飾，放在廁所裡也能發揮作用。

乾燥檸檬
小豆蔻
迷迭香

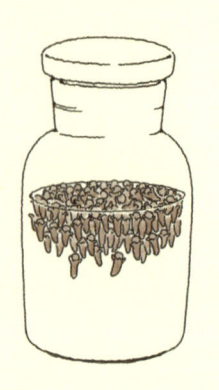

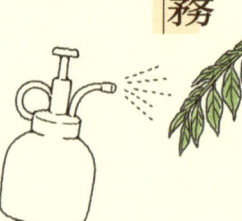

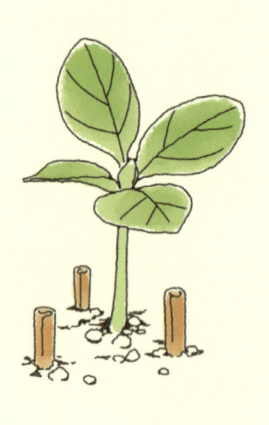

驅蟲

丁香酊劑

丁香具有強效的抗菌及防蟲作用。將丁香放入玻璃瓶中，約至⅓高度，注入無水酒精至瓶內約⅔的高度，每天搖晃瓶子，浸泡至少3天。將原液噴灑在房間的四個角落，可以有效驅避蟑螂。將原液稀釋至10倍後，適合用來清潔廚房、浴室等潮濕區域。

印度楝樹驅蟲噴霧

印度楝樹強烈的苦味擁有優異的殺菌和抗菌力，因此在印度常被添加於化妝品和口腔護理用品中。將1小匙印度楝樹粉放入300ml的水中，以小火慢慢煮約15分鐘，然後用咖啡濾紙過濾。將過濾出的液體以10倍的水稀釋，裝入噴霧瓶中。直接噴灑於攀附在植物上的蚜蟲，能快速有效將其驅除。

驅蟲肉桂棒

肉桂含有與丁香相同的驅蟲成分——丁香油酚，因此也是一種效果卓越的天然驅蟲劑。將肉桂棒插入花園或花盆周圍的土壤中，可有效阻止討厭的害蟲靠近，非常適用於防止螞蟻入侵。

享受空間氛圍

將客廳打造成廚房香草園

不易取得的新鮮香草，不但實用還兼具觀賞性，可擺放於室內種植。特別是外觀華麗的咖哩葉，其芳香度遠勝過乾燥咖哩葉，不僅能提升咖哩和料理的風味，還有助於調理消化功能。

被稱為「庫瑪莉」（Kumari，意為少女、處女）的費拉蘆薈，以其驚人的回春效果成為女性的強大後盾，同時在胃腸、婦科健康及肌膚問題等多方面也都非常實用。

葉片呈鋸齒狀、造型可愛的印度楝樹如今在日本的五金百貨裡也能見到。將其放在陽台或窗戶附近，還能發揮驅蟲功效。

印度楝樹

蘆薈

咖哩葉

在餐桌上點綴香草花束

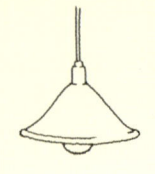

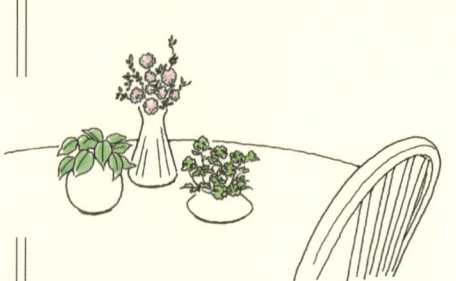

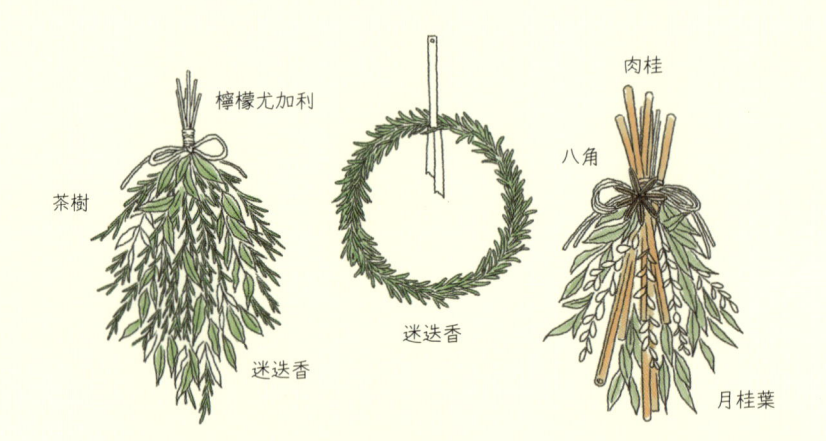

在香草生長茂盛的季節，不妨將鮮嫩的葉子放在玻璃杯中作為裝飾，放在餐桌上，既能觀賞，又可聞香、品嚐。可選擇容易取得且自己喜好的種類。尤其是薄荷與檸檬香蜂草，不僅容易栽種，還能在炎熱季節有效平衡旺盛的皮塔能量，帶來鎮定效果。

檸檬尤加利

茶樹

迷迭香

迷迭香

肉桂

八角

月桂葉

製作季節感的簡易掛飾與花環

將手邊的香草綁成一束，製作出富有季節感的掛飾。在容易因卡法能量而感到沉重乏力的春季，可選擇檸檬尤加利或茶樹等具有刺激性香氣的香草植物，為身心帶來輕盈感。初夏時節，適合使用能讓心情平靜的薰衣草。而到了日照時間變短、心情容易低落的季節，可以選擇能提升活力與幹勁的迷迭香，其鮮亮的色彩也能增添能量。若想舒緩瓦塔能量，不妨搭配帶有淡淡甜味的清新月桂葉，或散發甜辣香氣的肉桂與八角等香料，也能搭配出別具一格的風格。

淨化空間

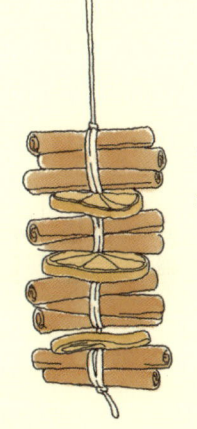

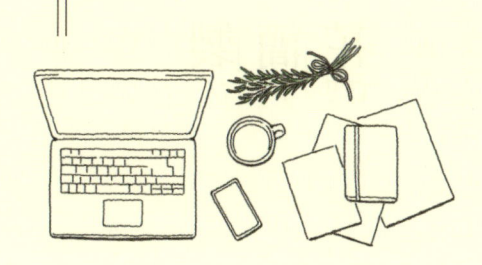

肉桂驅邪吊飾

在古代,疾病被視為「魔」或「邪」的象徵,而具有強效抗菌作用的香料常被用於辟邪或各種儀式中。將肉桂棒中央用繩子綁接串聯成吊飾,懸掛在房間內也別具趣味。香料的芳香會在空間中緩緩散發,還具有驅蟲效果。

肉桂
乾燥檸檬

淨化噴霧

自古以來被視為神聖植物的聖羅勒與白色鼠尾草,非常適合用來淨化房間環境。將香草植物裝入煮沸消毒過的玻璃瓶內,注入酒精濃度約40%的伏特加,並確保其量足以蓋過香草植物,靜置2~3週後過濾,以蒸餾水稀釋至約7倍濃度,製成噴霧使用。

holy basil

迷迭香淨化掛飾

若需要提升專注力,可以在書桌上擺放一束具有調節瓦塔與卡法能量作用的迷迭香。其清爽又清涼的香氣不僅有助集中精神,也能平衡瓦塔失調導致的紛亂思緒,以及卡法過多引發的慵懶倦怠,為身心注入更多活力與幹勁。

2 整頓居家空間

結語

廚房中的香料與香草植物，匯集在一起彷彿繪本一般美麗。如果能透過這種方式呈現，應該能讓更多人願意主動親近香料和香草植物，並抱持著輕鬆的心情嘗試吧。這麼一來，一定也能讓更多人親身感受到它們的效用。將這些想法化作書籍呈現，讓我感到無比欣喜。

聞聞香氣、放入口中品嘗看看有什麼變化，或是在料理中加上一點點。甚至在身體微恙時試試看⋯⋯。在這本書中，我介紹了許多能在日常生活中靈活運用的方法。透過這些方法享受香料與香草植物，將它們融入生活當中，漸漸就會更懂得如何與自己相處。同時也會感受到身心各種不適漸漸改善，心靈也更容易獲得滿足。

感謝山本あゆみ（Yamamoto Ayumi）女士為本書繪製了可愛又易懂的插畫。感謝參與本書製作的所有工作人員，還有繼《阿育吠陀的舒適生活》（アーユルヴェーダの心地いい暮らし）後再次傾力相助的オカモトノブコ（Okamoto Nobuko）女士，真的非常感激你們。

願這本書能派上用場，成為讀者們領悟自然恩惠、調節身心，並找回自身原有力量的靈感來源。

BROUGH 彌生

Shop List

N.HARVEST

http://www.nharvestorganic.com/

提供優質的有機香料、果乾及茶葉等商品，還有獨自配方的香料。其中，「有機薑黃拿鐵香料」風味特別出色。

enherb（エンハーブ）

https://www.enherb.jp/

藥用香草植物專賣店，提供連生長環境也不馬虎的高品質香草植物。天門冬、玫瑰花和洋甘菊等都是特別推薦的品項。

アンビカショップ

https://shop.ambikajapan.com/

印度食品如香料類、印度香米和豆類非常齊全。實體店的氛圍讓人彷彿置身印度旅遊。

もだま工房

https://tubokusa.com

可在此買到在沖繩石垣島的絕佳自然環境下培育出的日本國產阿育吠陀香草。包含積雪草、聖羅勒、天門冬等。

しまのだいち

https://shimanodaichi.info/

使用在伊豆大島的自家農場無農藥栽培的香草植物製成產品。聖羅勒茶採用適合日本人口味的「大葉聖羅勒」品種，風味順口。也有使用積雪草的化妝品。

MOONSOAP

https://www.moonsoap.com

販賣使用傳統水車壓榨法製成的高品質芝麻油。同時還有基於阿育吠陀理論設計的三種類型肥皂「瑜伽皂」（Yogi Soap）可供選購。

ヘナ日和

http://indian-h.shop-pro.jp

擁有豐富的高品質指甲花粉及餘甘子粉。也販賣適合用於洗髮的香草植物粉末「IPM綜合香草」。

La table verte（ラ・ターブルベール）

https://www.la-table-vert.com/

北海道的養蜂香草園，提供根據阿育吠陀經典研究製作的生蜂蜜「Jayanand madhu」。

健康生活館 88

廚房裡的阿育吠陀療癒寶典
活用香料與香草植物，全方位改善體質、調理身心，
恢復內外平衡的179種自然修復法

作　者	Brough彌生
譯　者	張成慧

出版四部
總 編 輯　王秀婷
主　　編　洪淑暖

封面完稿　曲文瑩
內頁排版　菩薩蠻電腦科技有限公司

發行人：王榮文
出版發行：遠流出版事業股份有限公司
地址：104005台北市中山北路一段11號13樓
客服電話：(02) 25710297　傳真：(02) 25710197
劃撥帳號：0189456-1

ISBN 978-626-418-117-4
2025年4月1日 初版一刷
定價：新台幣420元
缺頁或破損的書，請寄回更換
著作權顧問：蕭雄淋律師
有著作權・侵害必究 Printed in Taiwan

遠流博識網 http://www.ylib.com
E-mail: ylib@ylib.com

台所薬局　スパイス＆ハーブで、心と体をセルフケア
© Yayoi Brough 2024
Originally published in Japan by Shufunotomo Co., Ltd.
Translation rights arranged with Shufunotomo Co., Ltd.
Through AMANN CO., LTD.

日文版工作人員

書籍設計
細山田光宣、奧山志乃
（細山田デザイン）

插畫
山本あゆみ

採訪、撰文
オカモトノブコ

DTP
蛭田典子、松田修尚
（主婦之友社）

責任編輯
野崎さゆり（主婦之友社）

＜參考文獻＞
Simmons M, Howes MJ
& Irving J (2016). The
Gardener's Companion to
Medicinal Plants
Frawley D & Vasant L (2001).
The Yoga of Herbs

國家圖書館出版品預行編目(CIP)資料

廚房裡的阿育吠陀療癒寶典：活用香料與香草植物,全方位改善體質、調理身心,恢復內外平衡的179種自然修復法/Brough彌生著；張成慧譯. -- 初版. -- 臺北市：遠流出版事業股份有限公司, 2025.03
　面；　公分. -- (健康生活館；87)
譯自：台所薬局：スパイス＆ハーブで、心と体をセルフケア
ISBN 978-626-418-117-4(平裝)

1.CST: 健康法 2.CST: 自然療法

411.1　　　　　　　　　　114000945

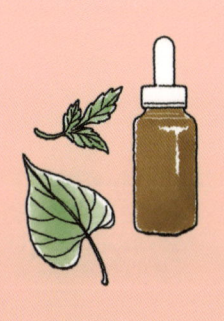

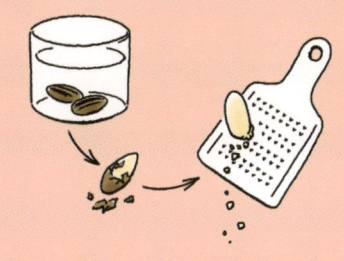